图书在版编目（CIP）数据

故作正常：与阿斯伯格综合征和平共处 /(美) 利亚娜·霍利迪·维利著；
朱宏璐译. -- 北京：华夏出版社有限公司, 2022.7（2023.11重印）

书名原文：Pretending to be Normal: Living with Asperger's Syndrome

ISBN 978-7-5080-9525-7

Ⅰ.①故… Ⅱ.①利… ②朱… Ⅲ.①孤独症－研究 Ⅳ.①R749.4

中国版本图书馆CIP数据核字(2022)第058198号

Copyright © Liane Holliday Willey 1999, 2015
Foreword copyright © Tony Attwood 1999, 2015
First edition published in 1999 by Jessica Kingsley Publishers Ltd
73 Collier Street,London,N1 9BE,UK
www.jkp.com
All rights reserved
Printed in China

北京市版权局著作权登记号：图字01-2015-2102号

故作正常：与阿斯伯格综合征和平共处

作　　者　[美] 利亚娜·霍利迪·维利
译　　者　朱宏璐
责任编辑　陈　迪　王秋实

出版发行　华夏出版社有限公司
经　　销　新华书店
印　　刷　三河市少明印务有限公司
装　　订　三河市少明印务有限公司
版　　次　2022年7月北京第1版　2023年11月北京第2次印刷
开　　本　710×1000　1/16开
印　　张　11.75
字　　数　150千字
定　　价　49.00元

华夏出版社有限公司
网址:www.hxph.com.cn 地址：北京市东直门外香河园北里4号 邮编：100028
若发现本版图书有印装质量问题，请与我社营销中心联系调换。电话：（010）64663331（转）

PRETENDING TO BE NORMAL

Living with Asperger's Syndrome

故作正常

与阿斯伯格综合征和平共处

〔美〕利亚娜·霍利迪·维利（Liane Holliday Willey）/ 著

〔英〕托尼·阿特伍德博士（Dr.Tony Attwood）/ 序

朱宏璐 / 译

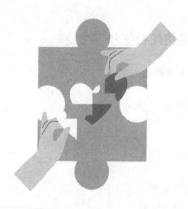

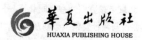
华夏出版社
HUAXIA PUBLISHING HOUSE

目录

PRETENDING
TO BE
NORMAL

第二部分
我想给你的建议

献给我的孩子、朋友、家人以及我可爱的小狗，因为你们的存在，我才能顺利完成此书。谢谢我的挚友们，是你们让我知道，与众不同也是一种不错的体验。

利亚娜是一位阿斯伯格世界的探路者，五十余年来她一直在探索陌生的"正常人"世界。在她幼年时代，她热切地观察着人们的行为，通过"故作正常"来实现和普通人的同化。她的故事对全世界的阿斯伯格人士都是极大的鼓励，其家人、老师和朋友都可以通过她的故事来洞察阿斯伯格人士的心理状态，获得经验。她的独创性的作品有着传奇的价值。如果她是英国人，她可能现在会被称为圣母利亚娜·迪维利·维利。

那些读过她在1999年出版的自传的读者，在读到最后一章时，都想知道她取得了什么新的发现和她在新世纪如何生活，而这次的修订版描述了她生活中的新篇章。她的洞察力敏锐且有价值，不仅仅是对阿斯伯格人士，就是对普通人也大有助益。

在过去的十五年中，利亚娜决定更少地伪装自己，而更多地去悦纳自己的阿斯伯格品质。她更加认同自己，并认识到"我自由自在地做一个阿斯伯格人的时候，常常很快乐"。在一个强调社会交往的世界里，阿斯伯格人士是少数族群。作为一名心理学家，我的目标是教会阿斯伯格人士在普通人的社会里生活，以及如何像普通人一样为人处世，像俗语说的"入乡随俗"。虽然这是一个有效的生存策略，但是要为此付出相当大的个人代价，成功的"伪装"让人精疲力尽，戴上"面具"努力隐藏真实的、被认为是有缺陷的自我，这是必须的。这是一种替代和互补策略，如利亚娜所建议的，鼓励人们享受与阿斯伯格综合征有关的品质。

阿斯伯格人士的思维定式与常人不同，但这并不是一种缺陷，利亚娜认为她了解阿斯伯格人士的特征，而社会也需要多元文化。她的见解和建议即使在十五年后的今天仍然是很有价值的，就像持续发酵的美酒，变得更加醇厚。不管是对新接触这个领域的普通人，或是刚刚确诊的阿斯伯格人士，她的自传都是让人了解阿斯伯格人士的生活和见地的信息源。而阿斯伯格人士无疑会为他们有着共同的看法、思想和经验产生共鸣。另外，修订版还探讨了阿斯伯格人士的自我接纳，并鼓励他们为自己骄傲，做真正的自己。换句话说，做一个一等的阿斯伯格人，而不是一个二流的普通人。

托尼·阿特伍德于澳大利亚心灵诊所

在我写作《故作正常：与阿斯伯格综合征和平共处》这本书时，我非常感谢我的父亲、我的出版商杰西卡·金斯利和我的顾问托尼·阿特伍德博士和我的家庭，他们全程陪伴我，令我成长为一个更好的自己。这个社会用各种规则限制阿斯伯格人士，让我们感觉自己像个橡皮人。而我是一个幸运的女孩子，我的死党虽然人数不多，但是我们的关系稳固。我学会了回顾我的过去，原谅那些伤害过我的人和犯过错误的自己。"故作正常"是我分享新创造的"阿斯伯格综合征"这个标签所代表的人群的感受的办法。阿斯伯格人士的一只脚在正常世界，而另一只脚却仍在孤独症的世界里。我希望用笔记录下这一切，由此我的孩子和我的父亲以及其他阿斯伯格人士，可以读到这些故事并发现其中的意义。我希望这本书能打开人们的心灵，从而人们不会对我们当中一些人的古怪言行指指点点，看到我们内在的美。我知道这本书会拥有自己的读者群，但当我知道这本书令世界各地的人们都产生共鸣，不管是男人或女人、老年人或年轻人，还是忧伤或者快乐的人群，我仍然感到非常震惊。当我听到教师用这本书作为心理课的素材，政府官员咨询是否可以在他们的政策文件中引用这本书里的片段时，我简直惊呆了。

当听到一些好莱坞的导演们想改编书中的故事搬上银幕时，我不禁热泪盈眶。我不知道我的人生故事会在这么多方面影响了这么多人。

今天我努力做到谦卑，越来越多的自闭症人士向我寻求建议和支持。因为有他们，我更坚强，更有适应能力，更快乐；因为他们对我的信任，我觉得我是一个有价值的人。他们是我的英雄、我的导师。我敬佩他们的勇气和坚韧。我不断收到他们写的肺腑之言以及他们成功和奋斗的故事，他们请求我提出我对孤独症谱系障碍的所有想法。

所以我会继续写作来支持孤独症谱系上的人。简单地说，我将继续尽我所能来支持我们这个团体，尊重我们自己，为得到和普通人同样的权利而斗争。

孤独症谱系障碍团体是一个紧密的团体，美国精神病学会在2014年的DSM-5中做了一些修订，试图让阿斯伯格综合征的诊断只是一个抹去的记忆。但这是不可能的，阿斯伯格人士通常是固执而刻板的，我们不能就这样被一笔勾销或是轻易地被贴上另外一个标签，这让人感觉不舒服。所以现在，我相信，我们比以往任何时候都更坚定地要求证明我们是出色的个体，充满令人钦佩的特质与潜力。我很荣幸能成为这个很棒的俱乐部的成员！"假装正常"一直是我的座右铭，但由于诸多原因，"热爱生活"成为了我的新口头禅。

"孤独症"这把大伞覆盖的范围很广，具体到每个人的能力和表现都有着广泛的差异。而差异的表现也种类繁多。孤独症是一个动态的诊断，没有确定的边界。科学家还不确定它的病因。教育工作者和咨询师对如何对待它辩论不休。父母不确定如何应对它。而那些孤独症谱系上的人往往没有发出任何自己的声音。孤独症影响了许多方面，然而，这也是一个最易被人误解的发育障碍。

这本书审视了整个孤独症谱系障碍和阿斯伯格综合征（阿斯伯格），这是汉斯·阿斯伯格在1944年首先提出的一种神经生物学差异，但这方面的知识一直鲜为人知，直到洛娜·温（Lorna Wing）在1981年把阿斯伯格综合征的习惯模式和孤独症连接起来，这个连接永远地改变了孤独症研究领域的历史。在上个世纪90年代，其他一些研究者，包括尤塔·弗里思（Uta Frith）、朱迪斯·古尔德（Judith Gould）和托尼·阿特伍德（Tony Attwood）等人继续进行了这方面的研究并引起了国际上的关注。根据吉尔伯格（Gillberg & Gillberg）的诊断标准第四版（1989），阿斯伯格综合征的特征有：社会交往障碍、兴趣狭窄、行为刻板、语言古怪、非语言沟通问题和动作笨拙。到目前为止，这是全世界的多数地方所参考的阿斯伯格综合征的定义，尽管美国精神病协会最新制定的精神疾病分类方法（第五版）不再把阿斯伯格综合征作为一个独立的诊断看待。

撇开这场争论不谈，请记住，谱系上的每一个人都是独一无二的个体，具体到每一个人，自闭症的症状差异会以各种独特而不同的方式体现出来，每个人的能力所受到的影响也各不相同。简单地说，阿斯伯格综合征人士的能力也是各不相同的。事实上，许多阿斯伯格综合征人士永远不会得到正确的诊断。他们将继续生活在其他标签下，或不带标签地生活。在最好的情况下，他们会是我们生活中那些有点小怪癖的人，因为与生俱来的创造性而让我们惊叹不已。他们是那些奇妙独特的小工具的发明者，因为他们的发明，我们的生活更加舒适。他们是发现新的数学方程式的天才，他们是活跃在我们生活中的伟大的音乐家、作家和艺术家。更多的时候，他们是不确定是否要向我们问好的冷淡的人；他们是知道跳蚤市场上每个人的名字和出生日期的收藏家；他们是在汽车的保险杠上贴纸的不墨守成规的人；他们是每个人在学校里都能碰到的怪教授；最为引人注目的是，他们是那些可能会冒犯我们个人空间的迷失的灵魂；他们是在每次聚餐时坐在十张桌子以外聊天的常客；他们是那些说话像机器人一样的人物，是那些坚持每天穿同样的袜子、吃同样的早餐的人，是那些看似漫无目标却特立独行的人。

　　阿斯伯格人士的长期发展各不相同。这不仅取决于个人的能力，同时也取决于干预措施和阿斯伯格个体需求之间的相互配合、每个人的社会支持，以及教育和医疗的干预。另外，"预后"是一个相对的词，所以，我不会依据每个人的AS程度来预测谁的生活质量更好。我的意思是，如果我们只是想改造阿斯伯格人士，让他们融入我们的社会，首先，这是一个模糊的概念；其次，我们可能会误导阿斯伯格人士。阿斯伯格人群有太多可歌可泣的内容。我从不认为我们应该期待或希望他们成长为交际花。我们只需要给他们所需要的帮助和建议，让他们有机会过上有成效的、有益的、自食其力的生活。如果我们制定了不恰当的目标，我们会失去太多，而他们会失去更多。

　　托尼·阿特伍德在有关阿斯伯格人士的演讲中对这种观念进行了最精彩的阐述："他们是我们当今丰富多彩的生活中一道灿烂的风景，如果我们没有阿斯伯格人士，或不珍惜阿斯伯格人士，我们的文明将是极其沉闷和贫瘠的。"（阿特伍德1998，pp.184‐185）

第一部分

我所经历的一切

**Pretending
to be
Normal**

第一章

往事如烟

　　总有那么些日子，我如同站在悬崖边上，摇摇欲坠，努力远离过去的我，那个连我自己都不相信的曾经的我——一个我希望永远不要再成为的人。那是我最糟糕的时期，黑暗、野蛮、令人震惊、危险，迫使我缴械投降，走向深渊。

　　总有那么些日子，我站在阳台上，准备去拥抱对生活新的体会和透彻的领悟。这些日子终于造就了一个完整的我，我知道，回首往事不会让我回到过去。对往事的回溯，让我更清楚地知道我是谁，并引导我成为终将成为的那个人。

　　回忆释放了我的心灵。通常我会与过去一刀两断，小心地平衡我的过去与现在。我喜欢这样。我喜欢能够重新审视我的过去，剖析走过的来路，对遗憾、错误及不正确的思想，我将永不回头。我的过去激励着我形成了独立的自我意识，并悦纳自己。虽然这足足用了三十八年，我在终于找回真我的时候，无比释然。

　　我记得有一个男人递给我一支粗大的黑色蜡笔，我知道他希望我把蜡笔当铅笔用。我想，他为什么不直接给我一支铅笔呢？这支蜡笔很丑，太扁了，它应该是圆的，它也太粗了，我有点握不住。我不喜欢蜡笔在香草味的纸上滑滑的感觉，它的笔触太光滑、凌乱，不管怎么样，我还是用它写字了。是我妈妈把我带到这里的。她告诉我，等一会儿有人要给我做一个测试，测一下我有多聪明。她告诉我不要紧张，做完测试就给我买冰淇淋吃。如果不是为了冰淇淋，我想我才不会握住那支令人讨厌的蜡笔。我还是做了测试，我画了一些图画，圈出了一些句子，用积木搭了一些东西。我知道我是聪明的，而这个测试却很蠢。

当我三岁的时候，我父母就知道我不是一个普通的孩子。我的儿科医生建议父母带我去精神科看看。我和医生聊了聊，又做了智力测试，我的诊断结果出来了：我是一个有天赋的、但被宠坏了的小孩，聪明但被过度溺爱了。带着这种认识，我的父母开始为他们唯一的孩子设计新的蓝图。从那一刻起，我做的每件事情都被简单地解释为："嗯，她只是有点儿被宠坏了。"大人们点点头，眨眨眼，陷入沉思。他们什么都不知道。

回想起我的幼年时期，我记得我非常不喜欢和小朋友们在一起玩，而是更愿意和自己想象出来的伙伴玩耍。潘妮和她的哥哥乔安是我最好的朋友，虽然只有我一个人能看见他们。我妈妈告诉我，我曾经坚持要在餐桌上和在开车出去的时候给他们留座位，就好像他们是真实存在的人一样。我记得我带着潘妮、乔安和锡箔纸盒到妈妈的房间去。我们一起用锡箔纸盒摆了许多复杂的花样：盘子、杯子、餐具、托盘，甚至食物。我不记得有没有玩过"过家家"游戏，但是我准备了"过家家"游戏所需要的东西。

我也记得我和想象出来的朋友一起玩"上课"的游戏。每年小学放暑假的时候，我会爬到我们教室后面的大垃圾箱里，扒拉出旧课本、复写纸、练习簿。我需要真正的学习用品，而不是想象出来的东西。我会把我找到的所有东西带回家珍藏。我喜欢这些宝贝。我仍然记得我把书尽力翻开，把封面和封底碰到一起。我记得，有些书不太好翻开，翻起来阻力很大，这会让我有些恼怒。我喜欢用手指触摸书本被翻开后在书的中间形成的小沟。它又平又直，给人一种平静的感觉。我也喜欢把鼻子埋到书里面，闻书本在粉笔、橡皮擦和颜料中储藏过、被孩子们用过的那种旧书特有的气息。如果我在一本书里面没有找到这种熟悉的味道，我会立刻对它失去兴趣，再去找一本有这种味道的书。我最喜欢的是学校的那种深蓝色复写纸，在更先进的复印机发明之前用的那种复写纸。我现在仍然喜欢闻复写纸上新鲜的油墨味道。我喜欢这种味道。这些复写纸很容易堆成一叠叠的，特别是当我收集了很多的时候。我喜欢在硬桌面上把它们码整齐，我喜欢这时候它们在我手里上下滑动的声音和感觉。

教潘妮和乔安学知识不是最重要的，我更感兴趣的是摆放教具。就像我玩"过家家"游戏一样，我的乐趣来自准备、摆放教具。我更喜欢摆放教具，而不是玩玩具。这可能就是我没多少兴趣和现实中的小伙伴一起玩的原因吧。他们总是动用我好不容易小心摆好的东西。他们也许是想自己重新摆，而这不能让我控制我周围的环境，他们的行为并不像我认为他们应该的那样，他们想要更多的自由，而我无法给他们。

我没有与他人分享我的玩具、我的思想或者我的其他东西的强烈愿望。如果我决定和一个朋友玩而不是和我想象中的朋友玩，我通常是和一个叫莫琳的小女孩玩（她现在也是我最好的朋友）。直到现在，她还在嘲笑我，每当我去她家玩的时候，她都要费尽心机地把她的其他朋友藏起来。因为如果我发现她"背叛"了我，邀请了其他人来玩，我就会非常生气。而我还能清楚地记得，我很讨厌看到她和其他人在一起，而不只是和我在一起。我不认为我那是嫉妒。我知道那不是简单的没有安全感的表现。我不太注意其他孩子，没有理由产生那些情绪。简单地说，我不能明白同时拥有一位以上的朋友的意义，我也无法想象莫琳可能会有什么不同的感受。对我来说，这逻辑很简单。我拥有我的朋友，她也拥有我，就是这样。其他任何人都是明显的入侵者，如果允许入侵者的存在，这会令我很不舒服，无法忍受。如果另一个小孩被允许进入我们的圈子，我也会期待和那个小孩玩。

我从不了解小团体的事，包括给予和接受、角色扮演、模仿、遵守规则与一起玩耍，一路走来，我已经学会了自如地应对年轻人之间的纷繁难懂之处，从而维系和另一个人的友谊。更多的人意味着真正的灾难。有一天，我想我已经受够了莫琳有其他的玩伴。当她在外面院子里和一个邻家小女孩玩的时候，我走向那个小女孩，问她为什么在莫琳的房子里。我不记得当时她说了什么，但我清晰地记得在她解释完了的时候，我打了她的肚子。我想她一定说了我不爱听的话吧！

我妈妈为了提高我和同龄人相处的能力，在我六岁时给我报名上芭蕾舞课。这似乎是一个好计划，但我没能在芭蕾课上学多长时间。首先，我不喜欢跳芭蕾。我这辈子都没能掌握错综复杂的芭蕾舞舞步，以及达到它对人的身体协调性的要求。我不能理解第一位置、第二位置或任何一个舞步，这意味着一条腿向前一步或向后一步而手臂却在不同的位置，跳芭蕾舞让我感到沮丧和迷惑。什么是像天鹅一般的舞姿？一只天鹅会穿上紧身衣，紧紧地勒住身体，穿上舞鞋，让脚趾难受得失去知觉？芭蕾舞对我毫无意义，我搞不明白。孩子们对我也没有意义，他们不守规则。迟早，芭蕾不再欢迎我，我也不再喜欢它。我常常在想，老师打那个电话，希望我不再回到芭蕾舞课堂的时候，他高兴吗？还是有些沮丧？

"维利迪太太，我想，如果利亚娜不再来上课，对我们每个人都好。"老师开口说。"你为什么这样讲?"我妈妈询问道。

"首先,她的协调性很不好,但她最糟糕的地方是她的态度。她不仅不合作,还不与别人好好相处。事实上,她还打站在她旁边的小孩。"

当妈妈问我为什么打自己班上可怜的小孩时,我给了她一个对我来说显而易见的答案。

"因为他们碰到了我。"

"你的意思是因为他们碰到了你?"妈妈问。

"我们之间应该保持一个手臂远的距离。我们不该碰到对方。"

"利亚娜,他们并不想碰到你。他们可能只是失去平衡而不小心碰到你了。"

"他们不应该碰我。"这是我唯一的回答。

这一切对我而言毫无意义。我就这样结束了芭蕾舞的学习生涯。

相比行动,语言对我意味着更多。我能够听从指令,但总是仅仅从字面上理解。我妈妈坚持让我不管跑到哪里去玩,我都必须能够看见我家的屋顶。她希望用这种方法来保证我不会走得太远。一天下午,我穿过四个街区,去了我们小学的操场。当我回到家时,发现妈妈难过极了。我告诉妈妈,我能看到家的屋顶啊,我爬到学校的楼顶上就可以看见了。这就是我理解语言的方式。我不能理解谈话中的比喻或类比,常常过分地陷入细节,墨守陈规,自说自话。我总是认为我的推断就是说话者的意图。今天,我们知道,我们需要帮助患有阿斯伯格综合征的儿童明白其他人可能有不同的观点。但在我小的时候,人们简单地认为孩子天生就具备这种能力。我的父母,认为我行为放肆,他们总是困惑,我为何常常挑战他们的权威。他们发现要斟酌每一个指令，以确保我不会把他们的话和我自己的话混同到一块儿。其实，我就是这样。我总是以我的需求来决定是否照他们的指令去做，而不是相反。

通常，老师会自觉地分析我的学究式的行为，他们告诉我，我给大家的深刻印象是：固执，不听话，众人的最爱，弱智儿童。因为我的父母已经掌握了和我聊天的技巧，他们不会意识到我听不懂别人的指令。他们知道如何吸引我的注意，通常是让我自由自在地发挥我的爱好。如果我想把一块口香糖嚼一天，可以；如果我在说话的时候夸张地咬字，可以；如果我在阅读的时候大声地读出来，可以，即使是在图书馆里。他们知道我有自己做事情的方式，只要我真的是在努力，他们从不干涉我。在家里，我能掌控自己的学习环境，因为我在学习上从不让父母费心，所以他们觉得完全没有必要干涉我。但在学校里，规则变了，突然间，我被要求遵守日程安排，虽然它们看上去令人窒息也不合逻辑。

在我上一年级的时候，老师给我们每个人分配了一个特别的号码，这个数字应该是专属于我们自己的。每次她叫我们的号码时，我们要应声，就仿佛她是在叫我们的名字。但按我的思维方式，这样毫无意义，很自然地，我拒绝遵守这个规定。老师给我父母打电话说了情况，但我的父母却同意我的做法，他们也认为这样做很蠢，并让老师从此用我的名字叫我。

还是那一年，我们被要求每天午睡。我清楚地记得我的老师说："孩子，找个垫子睡午觉。"

我拒绝了。老师又打电话给我的父母。我的父母再次用他们自己的方式去和学校交涉。

"利亚娜，你为什么不睡午觉？"我的父母问我。

"因为我没办法睡啊。"

"你们看看！"老师沾沾自喜地说。

"你为什么没有办法睡？"我的父母继续问道。

"因为我没有垫子。"

"你肯定有一个垫子，它就在你的小储物柜里。"老师回答道。

"我没有垫子。"

"你们明白我的意思吗？"老师问我的父母，"她是一个固执的孩子。"

"你为什么说你没有垫子？"我的父母锲而不舍地问道。

"那不是一个垫子，那是一张毯子。"我老老实实地用词精准地回答。

"是这样啊。"我父亲说，"那么你可以在毯子上睡午觉吗？"

"如果她说我可以这样的话。"我信誓旦旦地说。

"跟她说她可以在毯子上睡午觉。"说着父亲将我带回家了。

即使这样，我仍然觉得自己是无辜的。我不是故意这样固执的，我只是试图做正确的事。麻烦的是，老师认定我可以像其他孩子一样理解她的指令，但事实上，我不能。

大多数孩子是在无秩序和吵闹中茁壮成长的。孩子们在学校里总是跑着、叫着，动来动去。他们总是忙忙碌碌，把东西混在一起，从来不是安静地独自玩耍。我喜欢待在幼儿园的厨房里玩，事实上，我很少到其他的地方玩。这是另一个让老师很苦恼的问题。如果我没在厨房里玩的话，我一定是在读书。阅读让我放松，我在三岁时就很擅长阅读了。应该说，看上去好像我很能看书。事实上，书上的大多数单词我都会念。但如果阅读材料的难易程度超出了一年级学生的水平，我就不能理解得很明白了。尽管如此，我确实在洁白的页面上整齐排列的文字中找到了慰藉。我喜欢诗歌的韵律格式，喜欢从左到右、从上到下地盯着书看，我喜欢排列整齐的段落，喜欢在句号处停下来，在逗号处稍作停顿，喜欢整齐的分段。我喜欢读出单词的感觉，我喜欢朗读时活动口腔不同部位的肌肉。如果我读到一个刺耳的单词，通常是鼻音很重的单词，我就不会大声读出来。同样地，我也不读那些看起来丑陋的单词，比如字形倾向一个方向的单词、复杂冗长的单词以及发音独特的单词。我不记得有哪本图画书是非常吸引我的，可能是因为图画书要求我能理解所看到的图画，而文字类的书则不需要。文字类的书可以让我自取所需、不求甚解地读下去。

在我八岁的时候，只要是说明类的文字，我都可以毫无障碍地轻松阅读。小说对我来说要困难一些，因为它迫使我去思考字面意义以外的内容。我喜欢传记，慢慢地我把图书馆里面的传记都一本本地读完了，虽然图书馆管理员不断地提醒我看看其他不同类型的书。我喜欢看讲真人真事的书，而具体是哪个人并不重要，不管是贝比·鲁斯还是哈里·杜鲁门，或者哈丽特·塔布曼。我并不是被棒球或者政治问题或者社会问题吸引，我只是被故事的真实性吸引，即使在今天，当我在图书馆的书架上看到那些传记书，我依然会在脑海里回想起那些栩栩如生的记忆。这些文字对我意味着许多。

跟大多数的孩子不一样，我讨厌外出，特别是去新的地方，有时我只要想着得外出，就生病了。妈妈记得，我害怕参加生日聚会，害怕去娱乐场所，害怕去散步，害怕去奶奶家。我在前去的路上必然会呕吐。现在我们回想起这些不过是付之一笑罢了，但当时我们都知道这绝对不好玩。没人理解我为什么生活得一团糟。每个小孩都想参加生日聚会或是去看望奶奶。每个孩子都是，而我不是。在外面过夜对我来说也是不可能的，虽然我很努力地尝试了，但我还是不能。每次我在外面玩到很晚的时候，爸爸都会过来接我回家。

我不愿意离开我的家，待在自己家里可以让我保持理智。我知道我的书在哪里。我和我的狗狗相依为命，我的狗狗会听从我的指令。我喜欢抚摸整齐摆放在储藏室里的黄色盘子的盘沿。我可以反反复复地把衣服放进洗衣篮再拿出来。我可以在家里大厅的硬木地板上滑来滑去。我可以把我的毛绒玩具摆成一排，和它们说话而不被打扰。如果我想，我还可以躲在我的床底下。

很多时候，我因为自己的不当行为把自己送进了医院。我喜欢咀嚼脆的东西，即使它们是有毒的。当我用锡箔纸玩过家家游戏的时候，我有时会把锡箔纸放进嘴里嚼，一直咀嚼，直到锡箔纸变成一个硬硬的小球。我用门牙啃指甲锉。我也曾经把我喜欢的一本书放到嘴里咬。我还把没有剥去包装纸的糖果放在嘴里嚼，因为我喜欢粒状的糖果渗出苦涩的包装纸的感觉。我还吃过浆糊、揉塑团和石蜡。如果我只是吃这些东西，也许我还不至于去医院。不幸的是，我也喜欢清洗抽水马桶的刷子和樟脑丸。我的父母告诉我，医院里的人怀疑他们虐待儿童。我猜想父母一定已经习惯了我与众不同的特质。

正如我喜欢咀嚼能发出刮擦声的粗糙的东西，我也有一些碰都不能碰的东西。我讨厌僵硬的、光滑的、粗糙的和穿起来太紧的东西。仅仅是想一下这些东西，想象它们，看到它们……任何时候我只要一想到这些东西，我都会起鸡皮疙瘩，浑身寒战，焦虑不安。即使在公共场所，有些东西我也不想穿戴。在车上，我常常把鞋子脱了。我想，当时我一定想永远摆脱讨厌的鞋子！我扯掉了衣服上的标签，尽管我知道这样会在衣服的标签位置上留下一个洞！我记得，直到五岁之后，我才开始穿我最喜欢的蓝色涤纶短裤之外的其他裤子了。

　　我也发现我很难忍受喧嚣的噪音和明亮的光线。高频率和金属般尖锐的声音让我感觉很不舒服。口哨声、聚会上的吵闹声、长笛的声音、喇叭声以及与之类似的各种声音都会让我心神不安，心生厌恶。明亮的灯光、正午的阳光、反射的光线、频闪灯、闪烁的灯光、荧光灯等似乎都会烧灼我的眼睛。尖锐的声音和明亮的灯光加在一起更会让我无法忍受。我会感到紧张，我的胃里会翻江倒海，我的脉搏会随着心脏剧烈地跳动，这些感觉会一直持续，直到我找到一个安全的避风港。

　　我在水中找到了慰藉，我喜欢漂在水上的感觉。我是流动的、宁静的、光滑的，我很安静。水流可靠而强劲，在黑暗的水面上，我找到了安全感以及不费吹灰之力就可获得的宁静。我可以在水里消磨一个上午，我常常把头埋在水里憋气，享受宁静和黑暗的乐趣，直到不得不换气。

　　虽然游泳池是我最喜欢的令我感到安全的区域，但我也还有其他的安全区。我常常在我家后院的一棵大枫树浓密的树荫里找到安慰。在树下，我可以不被打扰地观察周围的事物。我可以完全以一个观察员的身份活在这个世界上，我是一个杰出的观察家，我常常对发生在其他人身上的细碎小事有十足的兴趣。我常常想扮成另一个人，不是说我有意想这么做，而是我自然而然地就这么去做了，好像除此之外我就没有更好的选择了。妈妈常常说我非常善于抓住别人的性格特征。我时不时地模仿其他人的外表和行为。比如说，一位同学戴了眼镜，我会偷偷地把姑姑的眼镜拿来戴，虽然戴了眼镜之后我几乎成了盲人。如果有人摔坏了胳膊，我会回家抱怨自己的胳膊也受伤了，直到妈妈帮我糊上面粉糊。

在很多时候，我喜欢模仿。我就是有这样的不可思议的能力，我可以惟妙惟肖地模仿别人的口音、语调、面部表情、手势和其他肢体动作，就像我自己化身为那个模仿对象一样。我并不确定我是如何选择被模仿的人的，但我知道，我通常是选择漂亮的人进行模仿，虽然不一定是普通人所理解的那种漂亮。我不认为我过分注意人的整体的外表，我记得我会被人们面部特征的某一部分所吸引。我可能会喜欢某人眼睛的颜色、头发的质地或是整齐的牙齿。但最让我着迷的是人的鼻子，我喜欢经典的修长的鼻子。我不喜欢的类型包括塌鼻子、朝天鼻、鹰钩鼻，尤其讨厌短短的鼻子。有时我真想冲到人们面前重塑他们的鼻子。我不会想到鼻子下面的骨头和软骨。对我来说，鼻子是柔韧的、可拉伸的。因为这些想法，我不能接受为什么有的人的鼻子长歪了。

我的父母告诉我，令他们感到奇怪的不是我模仿别人的能力，而是我为什么要这样做。他们以为我这样做是屈服于同伴的压力或是希望成为另外的人。但这不是根本原因。直到我大约十岁时，我才开始把自己和他人之间的界限区分开。我从来没有真的比较过自己和他人的不同。我从没意识到自己是一个三年级的学生或一个集体的一员。我觉得自己好像是隐形的。我意识到其他人可能会看到我，听到我的声音，和我说话，但我还是觉得我不属于他们的圈子。我没有想过他们会排斥我；相反，我是把他们从我的世界里排除出去。我用自己喜欢的方式盯着他们看，不去想这可能会激怒他们。我模仿他们，从不去想自己是个盲目的模仿者。我从不担心迷失了自我。我总是知道我在哪里。

如果我开始失去自我，我知道怎么让自我回去。在我的床下，由床板围成了一个对称的凹室，这个凹室不超过三英尺宽二英尺深，在这里，我总能找回自我。每当事情变得太含糊不清或引人注目，或者太令我困扰时；每当我开始感觉到自己快要被撕裂的时候，我知道我可以爬进我的床底，缩成一团。我抱着膝盖，把思绪拉回内心，以免它随着血液全身游走，就这样稍稍休息一会儿。我用食指把耳朵堵上，咬紧牙关，闭上眼睛，沉浸在寂静中。然后，当我准备好了，我会睁开眼睛，感觉一切依然是安全可靠的。

在我进入学校的第二年，我掌握了几个在公共场合的应对策略。不像有些孩子是通过完美的先发制人，我更倾向于逃避，悄悄地明哲保身。如果事情变得令我很不舒服或者困惑，我总是默默退缩，但内心怒火中烧。我知道我这样的行为并不讨人喜欢，但总比大发雷霆好多了。这不是说我不会发脾气，事实上，我是经常发脾气的。按大家的说法，我的情绪反复无常。可能在前一秒钟我还是一个冷静、镇定而安静的孩子，下一秒钟我就开始大发雷霆。刚才我可能还在安静地玩玩具——通常是用纸或者纸箱子搭建房子和城镇——但过一会儿我可能就会把自己辛勤劳动的成果踩成一堆碎片。照顾我的阿姨总是搞不懂为什么我会勃然大怒，我从来没有告诉过她们我的理由。我怀疑当时我的感觉神经太过敏感。

有时候我真心想做一件事，但我的感觉统合失调[1]的问题让我无法做下去，我不知道该怎么放松下来。我想让自己尽最大努力坚持下来，但我不知道何时才是尽头，最终我还是会陷入愤怒的旋涡。

我不确定为什么我从未在公共场合发脾气，但我实际上对此还是略有所知，可以解释这种情况。我记得我曾在其他孩子发脾气的时候在一旁冷眼旁观。那个场景很可怕，我看着他们的小身体扭曲成奇怪的形状，脸涨得通红，有时甚至变成紫色，他们的嘴唇乌青，他们不再是孩子。在我眼前，他们炽热、滚烫而野蛮。也许我对那种场景的恐惧成为我自律的源泉，也许我由此得出结论，只要我把我的愤怒控制在家里，我的形象就不会在杂货店门前变得那样丑陋。

我知道我的早年生活听起来单调乏味，甚至是不同寻常的古怪，但事实不是这样的，至少对我不是。我眼前总是浮现出电影般的一幅幅图像，回想那些我所度过的闲暇时光，我很喜欢那种对生活完全掌控的感觉。当我想蹦蹦跳跳的时候，我就蹦蹦跳跳；我想滑行的时候就滑行；或者坐下来，冷眼旁观这个社会，就如同一个闲逛的行人。我从来没有意识到其他孩子正在以迥然不同的方式探索这个世界。我的父母也从来没有意识到这一点。我觉得我的同龄人知道我与他们是不同的，但他们太年轻，太单纯，没有去多想。当我还是一个小女孩时，我知道如何找到安全和温暖，当我长大了，我常常希望能重返童年，现在也是如此。

1　感觉统合失调是指外部的感觉刺激信号无法在儿童的大脑神经系统进行有效地组合，而使机体不能和谐地运作，久而久之形成各种障碍，最终影响身心健康。"儿童感觉统合失调"意味着儿童的大脑对身体各器官失去了控制和组合的能力，这将会在不同程度上削弱人的认知能力与适应能力，从而推迟人的社会化进程。

回想起来，我现在可以看得很清楚，为什么我的父母、我的精神科医生和儿科医生忽视了我的那些行为，而理解为那是缘于我的早熟或是富有创造性。在他们的脑海里没有孤独症这一概念。孤独症儿童生活在一个属于自己的世界。他们往往会伤害自己，他们尖叫、愤怒，不与他人交流。他们被关在专门的机构里，没有希望得到一个美好的明天。对此，每个人都深信不疑。我是有天赋的。四十年前，没人意识到聪明的小孩也会有学习障碍。大家都这样认为。

现在，我的父母知道了什么是阿斯伯格综合征，他们能以全新的视角重新描述我的童年，当年我为什么会做出这样或者那样的行为，以及我作为一个成年人的选择。这一切令我能以现在的方式感知这个世界。今天，当我们讨论过去时，就会有很多"所以这就是为什么……"以及一些"我们只是认为……"的谈话。我们相互之间没有内疚，没有责备，没有探讨"假如……将会……"今天，一切都是和谐的、有秩序的、有凝聚力的。

Pretending
to be
Normal

第二章

无解的鸿沟

我的倒影居中清晰可见，

在边缘起皱，

参差不齐。

我能强迫自己看清真相，

强迫自己心无旁骛。

本质上，

清楚地阐明一切。

我可以混搭我的记忆与耳语，

抚平边缘，

如果我需要，

如果我想要，

如果我的外表粗糙不堪。

　　我从不认为任何人的少年时代是一帆风顺的，对于我来说，少年时代虽然不总是令人舒适、无忧无虑，但这是一段启迪心智、新奇有趣的时光，充满奥秘。从日常生活中，我意识到了我与众不同的个性，但不知何故，我从未因此伤心或是心烦意乱。我的特立独行对我没有丝毫影响，我的朋友也是这样，他们真诚地接纳了我。

　　我记得在我的高中同学中至少有三个小团体，当时可能还有其他的小团体。回想当年，每一个小团体都因共同的兴趣爱好而组建，对阿斯伯格综合征孩子来说，这真是太适合了。我能轻松地回想起我所在的小团体。我的朋友有运动员、啦啦队队员和学生会负责人。我还在上小学的时候，我就有了这些朋友，其乐融融，那时候我们还不太明白自己是哪种人，以后会做哪些事。我们的友谊坚实可靠，让我感觉安全并有依靠感，而这一点在青少年时代是弥足珍贵的。我们之间直言不讳；我们做的任何事情都是自己真正想要做的。

我一直是一个爽快的人，迄今为止，在我的朋友圈里我是最直言不讳的，即使朋友们有时提醒我，我说得太过直接了。我不知道说话的底线是什么。即使是现在，我也不能找到令自己信服的理由把自己的想法深埋心底。从这一点上来说，世界似乎变幻莫测。有时人们想要听取别人的意见，有时他们并不需要；有时他们给出众多的意见，有时他们默默地坐在一边，似乎对周遭的一切视而不见。这两者的差别让人十分困惑。没有人可以总是恰当地掌握在什么时候说出什么话，而在什么时候应该保持沉默。当然，我常常担心自己是否说得太多或者被误解了。有时候我甚至希望自己没有说过之前说的话。但我很久以前就意识到，不让自己想说什么就说什么，比阻止小狗追着骨头跑还要难。

如果高中时的我需要做的只是发表意见，我想我会每晚带着美梦入睡。我总是对自己要求甚高，不是因为我打算向其他人证明任何事情，也不是因为我给自己设立了一些高不可及的目标。我只是喜欢某些活动，并全身心地投入进去。我在高中的时候特别喜欢三个活动，其中一个就是竞技游泳。水让我着迷，令我平静。可惜我没能成为一个优秀的游泳运动员。我天真地以为，只要我喜欢游泳，我就能成为一个优秀的游泳运动员，我错了。在某种程度上，我在游泳方面是有天赋的。我可以长时间屏住呼吸，我的腿脚很有劲，我适合做有氧运动。虽然我有这么多优点，我却不能成为一个好的游泳运动员。我可以一连几个小时游泳，手脚并用，但在做某个要求平衡能力的游泳动作时，我却无论怎么努力都做不好。例如，我用左臂拍水时，就不能协调地踢我的右腿。我的游泳教练在第一次看见我试着游泳的时候就放弃了我。她让我留在游泳队，甚至让我和其他队员一样接受训练，却从来没有苛求过我。她为什么会那样做呢？我对她来说只不过是个仿佛隐身的队员。

我试着尽我所能努力训练，力图跟上其他队员。我来得早，走得迟，但我就是学不会那些动作。我参加了几次游泳队的集会，但我不知道该如何与其他队员打交道。我在开会的时候坐在一边，盯着时钟，坐等会议结束。我想在我离队之后没有人会想我，我也不想念他们，我想念的是水。

有时我想，如果我的教练对队员的差异性需求更敏感些就好了，她会意识到我有协调方面的问题，而不是简单地判断我适不适合做运动员。我希望有人能帮我，但高中是一个适者生存的地方，只有那些显而易见有特殊需要的学生会得到一些帮助，而其他人都会被扔到一边自生自灭。当我意识到我不可能成为游泳冠军后，我参加了军乐队的排练，但不是练习吹奏乐器，而是成为一名啦啦队舞者。我做的选择是多么的可笑。我怎么就没有意识到我身体的协调问题——这也是我不能成为一个优秀的游泳运动员的原因——同样的原因我也不能成为一个优秀的啦啦队队员。

当我们排练舞蹈时，通常队长会面朝我们做示范。我不知道其他人是如何做到的，但似乎除了我之外其他人都能做出与看到的动作相反的肢体动作，队长出左手，他们也出左手，我却做不到。当我对面站的人出左手，我会出右手；当其他人出右手，我会出左手，等等。我知道自己一直在出错，但不管我多努力，无论多少次告诉自己"她的右臂等于我的左臂"，我却不能做出相应的动作。在身体协调方面的问题折磨了我几周后，我想我也许可以在后排练习舞步，我可以模仿站在我前面的人的动作。最终，经过无数个小时的练习之后，如果有人在我前面跳，我可以让自己的舞步达到某种熟练程度。当然，这不是一名舞者唯一需要的技能。首先，你必须记住动作套路；其次，你需要把动作合上音乐的节拍。相对于第二点，第一点要容易得多。我总是合不上节拍，被要求站在最后一排，虽然我的个子不是最高的，更糟糕的是，我常常被自己绊倒。

我在高中没能学会跳舞，差不多出于同样的原因，在我高中毕业之后也没能学会跳后来流行的有氧体操。成年后，我意识到任何需要身体协调能力的事情我都很难做好。如果在我十几岁的时候就有人告诉我，我做某些事情注定会失败，我就不会那么努力了。我觉得我沉浸在自己的世界里，从而想不到这些事情反而是好事。很偶然地，我终于在一项活动中取得成功，而这项活动也让我着迷、觉得有趣并获得成就感，我参加了演讲与戏剧艺术俱乐部。

我认为参与演讲和戏剧表演的人都得是阿斯伯格人士，退而求其次至少是阿斯伯格人士信赖的朋友。我在我戏剧界的同行那里获得了很大的认同，他们大多数都非常宽容，欣赏人的多样性和个人愿景。我能够在这样一个温暖、相互支持的环境中挥洒青春，对我来说是最好的。我可以扬长避短，挖掘我个性中积极的一面。在课堂上，我受到其他特立独行者的思考启发，认识到语言不仅仅是一种表达简单需求的手段。最终，我找到了一个可以找回真我的地方。

语言学和演讲艺术一直以来是我的挚爱。但直到我进入高中学习相关课程以前，我并没有全身心地投入其中。语言及有关它的一切，吸引了我的全部注意力。在我满满的书架上陈列着几部同义词词典、五六本字典、名人名言手册和许多个人传记。比起语言的主观性，语言本身的规则和精确性更深深吸引着我。把词组以正确的顺序组合，注意语气、观点、言外之意和意图，一个作家可以组织语言，表达出确切的意思，我被语言的可能性迷住了。我喜欢语言的一切，尤其是语言的力量。我喜欢一些单词的写法，喜欢字母排列的形状，而另外一些单词因优美的发音让我着迷。我花了大部分时间用来仔细措辞，词汇会对我的感情和我对世界的理解发挥出神奇的力量，在我看来，每个单词都有自己的性格，其细微差别值得仔细把握。

有时，我对词汇的过度关注甚至令自己都感到有些强迫症了。我会花很多时间选择使用哪个词，或是修改一个句子，以便它的书写、意思和发音都符合我的心意。我专注在这些细节上，思考过程常常卡壳。当我开始喜欢这么做之后，我就不能做其他事情了，直到我找到一个完美的词语或短语。这种癖好使我的写作过程很是乏味，至少是浪费了太多时间和机会，但这些不是全无意义的或无用的。

当我把我的声音融入原创的演讲稿时，奇妙的事情发生了。我会琢磨自己的声音，一遍遍地练习，使其达到合适的音调和音高、不同的音量和各种节奏。我喜欢体会声音在我的耳朵里回响、在我的喉咙里振动、从我的嘴唇间发出时的感觉。在写作的时候，我仔细琢磨笔下每个字的发音。我会花费很长时间去找到"令人高兴"的单词、具有"光滑质地"的单词和朗读时"有温暖感觉"的单词。当我找到一串书写感觉和发音都符合我的心意的词汇时，我便知道我写下了好作品。而当我觉得某部作品很不错时，我会更加出色地表演。

尽管演讲比赛的日子已经临近，我仍然在琢磨我的发音，甚至还想换一种风格去尝试。我喜欢模仿他人的演讲，特别是当他们的嗓音中有着低沉的鼻音或特别的高音，或者有独特的东部或南部的口音时。我一定要模仿这些嗓音，否则这些声音就像湿毛巾一样覆盖着我的鼓膜，让我不得安宁。当我模仿这些激动人心的声音的时候，我会反复琢磨，一遍遍练习，直到我自己满意为止。

我的大部分公开演讲都在广播和电视上进行。通常，我坐在麦克风后面朗读自己写的演讲稿，面朝评委。在我参加的此类比赛中我常常都是得第二名。毫无疑问，这是我最喜欢做的事情，但我也喜欢参加对表情和手势有较高要求的演出。把自己想象成一个可以带进自己生活里的娃娃，还是挺有意思的。我喜欢事先有条不紊地练习自己的表情、目光接触、手势和身体语言，从而让自己的剧本或诗歌更有感染力。这就像做智力游戏一样好玩。我当时并没有意识到这对我来说也是一个无意中学习如何使用非语言交流技巧的美妙的方式，这些技巧即使是在没有做演讲的时候也用得上。我逐渐意识到有些写在纸上的话必须大声朗读才能让人听到，而一些独特的嗓音和扣人心弦的表达可以低声耳语，这两者结合到一起是相得益彰的。

我在公共场合发言的时候从未忧虑过或恐惧过。我不理解为什么那么多人害怕当众讲话。我想我也许错过了什么，或是我没注意到一些与公开演讲相关的显而易见的问题，这些问题超出了我的理解范围。也许我喜欢在一群人面前讲话是因为这是一个单向的沟通，不受其他人复杂的行为举止的影响。如果我有选择的机会，我宁愿对着一大群人讲话而不是和一两个人讲话。和人对话让我感觉就如同踩着高跷在结冰的人行道上行走，如履薄冰的感觉并不好受。当我和其他人说话的时候，我在话题转换方面有困难。我总是抢别人的话头，结结巴巴地讲自己感兴趣的话题，几乎每次聊天都是这样。而当我在舞台上表演或是演讲的时候就不这样了，那要简单得多。我在那些场合从不结巴。站在舞台上反而让我放松，虽然我总是表演独角戏，仿佛所有我在生活中观察到的奇怪的事情和我的胡思乱想，会离开我的意识。一旦我把自己的想法大声说出来了，我就会转向另一个想法或问题。

演讲比赛让我懂得了很多和自身相关的事情，特别是当我下台之后。在台上，我可以体验普通人的喜怒哀乐，甚至是我从未体验过的情绪，我可以迅速进入角色，也可以迅速恢复常态。我意识到我面对观众时的表现和在台下有着巨大的差别。很长一段时间我都不知道如何在同龄人中保持本色，特别是在与他们第一次见面的时候，我往往都显得很高冷。

多年后我知道是我的阿斯伯格特征让我的世界不得安宁，阿斯伯格综合征的影响不时出现。尽管我用尽力气，我还是不能在"正常"和"不寻常"的世界之间自如穿梭。当我在这两个世界间来回穿梭的时候，我到达任何一边都会大声宣告。当我来到"正常"的世界的时候，我相对来说比较自信，可以保持镇定，尽管我自始至终在担心，最终有人会发现我是一个局外人。但是当我逃回"不寻常"的世界时，我的自我开始瓦解，浑身瘫软。突然，没有任何警告，我的神经开始出问题，注意力不能集中，我无法记住任何我在舞台上可以娴熟运用的谈话技巧或是姿势表情。奇怪的事情会发生在我身上，然后我会退回到我还是个孩子的时候常常待的地方。我会从四周的环境中抽离出来，不再理会周围的欢声笑语。我集中注意力抹去自己头脑里的胡思乱想，一遍一遍地数数，希望自己能待在远离噪音的地方。也许我是不想受到太多的感官刺激；也许我很疲惫，对周围的环境失去了控制，不知道下一步会发生什么；或者，我只是对和这么多的陌生人共处一室感到不舒服。我所确知的是这些时刻令我害怕。人的脸在我面前开始模糊不清，各种声音混杂在一起，我的感觉也开始混乱。我度日如年，直到我可以找到一个安静的角落或一个空房间，让自己慢慢恢复。在那种时刻恢复正常很难，但只要给我时间，我就可以做到。

我总是忍不住用我现在的知识一遍遍回想当时的场景，我每次回想的时候，都设想，如果当时我没有孤立自己，我将学到更多的东西。如果我是和大家一起排练话剧，而不是一个人独自演出，我是不是会学会更多的关于人际交往的有用知识？我是否会意识到情绪、表情和言语如果不是融合在一起，就什么也不是？我是否当时就可以意识到，而不是几年之后终于知道，沟通并不建立在一个平面上，而是有着一个生动的、三维立体的结构。我只想知道……

对语言的研究显然是我所痴迷的内容之一，但和我对狂野的西部片和好莱坞浪漫喜剧的热爱相比就不值一提了。我在电视上看这些电影，还会一遍遍地看自己收集的大量的电影杂志，或是和西部片相关的历史书籍。我喜欢看上面有关牛仔、火车大盗、美国印第安人、拓荒者和西方殖民者的内容。我对1800年代末美国人的一切生活都感兴趣。我骑马不用马鞍，因为这是印第安人骑马的方式。我用我当临时保姆的第一笔工资买了一顶牛仔帽。我甚至查询了我的家谱，看我和臭名昭著的赌徒、神枪杀手督·维利迪有没有什么关系。其他女孩在她们的青少年时代似乎不会对美国西部往事感兴趣，而且那个年龄段的男孩子们也不会。不过，当我大谈特谈那段时期是多么迷人的时候，他们也没有特别阻止我。他们礼貌而宽容，但并不想过多地谈论这些。一段时间之后，我不再向朋友们谈论我最喜欢的这一话题，但我私下里一直独自思考、享受与之相关的一切。我独自去看西部片和其他老电影，不会去想这些事情会不会有点土气。我制作了收入西部片的录音带，反复收听，而不是听收音机里的时新节目。我独自在图书馆里的相关资料前徘徊，从来没有想着要求其他人帮我一起找关于安妮·欧克丽或是西域枪神野蛮比尔·希科克或是斯汀·布尔（北美印第安人部落首领）的书。当我的老师试图说服我去阅读一些与此无关的书籍时，我会和他们争长论短。我告诉老师，我的目标是读遍图书馆里所有和西部故事相关的图书，我想我做到了。

我痴迷于自己的特殊兴趣，却没有与我的朋友们渐行渐远。我很惊讶我的朋友们能忍受我的古怪之处。事实上，如果没有克雷格这么一个好朋友在我身边的话，一切都会完全不同。

我这个朋友非常阳光，非常有趣，非常讨人喜欢。和他做朋友，我在朋友圈的地位直线上升。他是我一生的好友，多年来，他几乎已经成为我的守护神。我不知道他是否知道我在无人指点的情况下学习社会技能时所面临的挣扎，我也不知道他是否知道当我接触陌生人，或是面临从没遇到过的情景时，我心里面会拧成疙瘩。但我知道，当我与命运奋力搏击、感觉深陷牢笼时，他总是在我身边。他会以微妙的或公开的方式支持我，比如午餐时和我坐在一起，和我结伴去教室，带我去参加聚会。他帮我安排约会，在我神经紧张的时候逗我发笑，在我一个人参加聚会的时候陪伴我。甚至在我的同伴取消和我的约会的时候，他放弃家庭聚会来陪我。他常常是我的救星，甚至在我意识到我需要帮助之前就出手相助。

我与克雷格的友谊对我来说非常理想，它的效果立竿见影。良好的朋友关系让我享有保持自己可以与人"不同"的自由。在少数了解我、理解我的朋友面前，我安逸自在，心满意足。但大多数时候，无论有没有好朋友的陪伴，我都更喜欢独处。与很多我认识的人不同，我在成长的过程中并不追求深刻而亲密的友谊。我不认为我曾经有意识地寻找朋友或忽视朋友。我对人友好，也能友善地对待大厅里擦身而过的人，我特别擅长快速机智的对话，这种快速的说话方式听起来更像是我从戏剧班上学会的自言自语，而不是一种双向的交流。

总的来说，我认为我不怎么在乎我和同龄人之间的关系。在现实生活中，他们对我来说也不是非常重要。我不是不喜欢我朋友圈里的人，我喜欢他们。但如果我独自一人，不属于任何小团体，我也不会非常难过。自言自语、独自思考总是我最好的朋友。我很享受独处的时光，享受与自己的对话以及自娱自乐的乐趣。我想我会邀请朋友一起玩，完全是出于父母的建议，因为我知道这是朋友间应该做的。我知道如何遵守十几岁孩子间的游戏规则，就像我知道打棒球时应该遵守的规则一样。

我非常清楚朋友间相处的规则，同时我也留意人们的一言一行和其他社会技能。就像我大脑里有一个名片盒，我会把人们的行为分类，注意其中的细微差别，我带着欣赏和好奇，研究他们为什么如此行事。我对同龄人最微小的行为都能明察秋毫。我注意到他们是如何把他们的长头发甩到肩上，或把刘海夹在耳朵后面，他们怎么用辫子、蝴蝶结和卷发将整个演讲变成艺术表演。我默默记下了他们是如何运用眼神的。当他们大声说话、兴奋不已的时候，他们会睁大眼睛；当他们低声说话的时候，他们会垂下眼帘。我被他们说话时的手势迷住了，他们做出像小房子一样的手势，或是旋转双手，仿佛他们的手是信息的来源。我就像科学家观察实验一样观察人类。我从来没有感觉自己是在照镜子。我总是能清晰地感觉出我和旁人的边界。

正如我努力记住人们是如何行动的，我同样也注意他人的穿着。时尚潮流一直吸引着我，虽然我并不理解花心思穿衣打扮有何意义。我知道我应该遵守时尚规则，我也知道我的同龄人都很重视穿衣打扮，每个人都在追逐时尚潮流。我却总是做不到。和儿童时期一样，我对服装的材质、颜色和图案很敏感，我没办法忍受某种衣服，不管它是不是在流行。低腰的紧身牛仔裤、黏土颜色的衬衫、会擦伤我的后颈的羊毛衫……我穿不了这些衣服。最终我选择的服装是稍稍越界但不令人侧目的那种。如果那些差不多合乎潮流的衣服脏了，我会从柜子里随便抓一件套上身，即使这件衣服根本不好看。我不在意。我更在乎舒适和方便，而不是时尚。

我的做法让我的女朋友们心烦意乱。她们总是建议我多注意些外表。她们常常把我带到洗手间，教我如何化妆，如何打理我的头发。她们会提醒我要刮去腿上的汗毛，提醒我一周内已把同一件衣服穿了好几天（译者注：一般美国人每天都要换衣服）。她们特别讨厌我的鞋子，但我更讨厌把我的脚绑在僵硬的帆布网球鞋里，或是绑在表面光滑的皮鞋里。为了摆脱那种不舒服的感觉，我穿拖鞋去学校，我觉得它们是相当有趣的小鞋子，我不觉得自己有什么错，无论我的朋友们如何大声抗议。

做任何事情都要遵循规则，但我在规则中如鱼得水。规则是我的好朋友。我喜欢规则。人们设立了规则并遵守。根据规则，你就知道该如何办事，如何行动。

问题是，规则随时会变，即使规则没有变，人们也会打破它们。只要是这两者之一的任何一种情况发生，我都会非常生气。生活中某些事情是理所当然的：说"谢谢"之后跟的是"没关系"；走在前面的人为后面的人开门；老人受到尊重；不能插队，而是排队等待叫号；在图书馆里不能大声说话；当你和别人说话的时候要看着对方的眼睛。这样的例子不胜枚举，其精髓从未改变：规则是引导我们的地图，让我们知道如何为人处世。当规则破坏之后，整个世界都会颠倒。

如果所有针对青少年的规则都是基于显而易见的对与错，我相信我在高中时代和大多数人看待事物的方式是不同的。我发现，当规则让某些人不方便的时候，大多数规则就都不复存在了。打破规则会击穿我的底线，我被迫自生自灭。我的规则与众不同。我设计出属于自己的时尚，按自己的步调行事。

我注意到每个人在烦恼或心不在焉的时候都有一些奇怪的小习惯，比如说咬指甲、咬嘴唇、嚼头发或者肌肉抽搐。我听到朋友们独自低吟，磨他们的牙齿，轻拍他们的脚，我知道这些都是人们用来平复情绪或是消磨时间的办法，但我认为我最喜欢的习惯是独一无二的，至少在我的朋友圈中是这样。我喜欢琢磨整数，虽然我讨厌数学，我的数学也很差。渐渐地，我把这种兴趣爱好发展为一种习惯，我会重复十的倍数。我每天骑十英里自行车，整整十英里，不多一步也不少一步。即使我不得不扛着自行车走一段或是在车库里转圈骑，直到我的里程计数器达到十英里。我在锻炼的时候也取十的倍数。我可能在游泳池中游十个来回。我荡秋千，荡十次后停止。一次用十步爬台阶，有时跳过一个台阶，有时重复走几个台阶，使得我爬完台阶刚好用十步。

许多年之后我才意识到我的很多言谈举止、所思所想与别人不一样。等我上高中时，我开始发觉我的世界是多么的特殊——不是错了，不是尴尬——只是特殊和不同。我当时觉得这样还不错。我从不介意远离尘嚣。我从未感到孤独。我的朋友从未疏远我、忘记我、排斥我。人们都忙于做自己的事，按自己的节奏有条不紊地生活着。

我的青少年时代充满着美好时光和善良的人。即使我回想起那些令我感到困惑的阴冷丑陋的事物，我也会把它弃如敝屣，对我影响甚小。我在高中的经历为我的光明前途打下了坚实的基础，因为它给了我力量、洞察力和信心，认识到自己是一个独一无二的个体。

Pretending
to be
Normal

第三章

迷失的道路

> 如果可以，我想有一双溜冰鞋，让我在冰面上自由地欢笑、跳舞、欢呼。
>
> 我会看到冰雪世界的界限，将世界定格在此时此地，我会保证自己的安全，远离水的温暖，远离路人的目光，远离溶解和撕裂的思想。
>
> 我会请求整个世界和我一起在冰上起舞，分享我的喜悦。我知道，我真的知道，没有什么值得恐惧。
>
> 我想届时我们可以自由地生活，求同存异，浓雾终将散去，困惑终将结束，真正的理解会到来。

提笔写作这一章让我踌躇不已。回忆二十岁出头的日子对我来说很不舒服。事后进行的分析让我想明白了当时的一些事情，但这并不能带走痛苦的回忆或一改当年难堪的局面。

对十八岁的人来说，未来的路往往是模糊不清的，可能前途一片光明，有着无限的可能，也可能会充满烧伤般的痛苦。未来是什么，不仅取决于年轻人的能力或潜力，也在很大程度上取决于朋友、家人、辅导员、导师、雇主和继续教育专家的适当支持。尤其是对于那些有特殊需要的人来说，更是如此。他们的需要往往不为人知。以我为例，我似乎注定有着光明的未来，我的学业成绩和高智商让我在高中就有机会参加大学和研究生院的课程。即使根据最标准的测试，似乎也没有丝毫理由怀疑我不具有达到我的目标所需要的能力。当我准备上大学的时候，我得到了一份奖学金，每所我申请的学校都给我发来了录取通知书，每个我申请的项目也都接纳了我。客观地说，任何人都没有理由怀疑我需要特殊辅导或指导。表面上看我的需要和其他任何大学新生的都一模一样：一堆教科书、一个严谨的学术计划和一间宿舍，还有可以给家里打电话。

但表面现象可能是骗人的。在申请大学时，我确信我应该去大型综合性大学。事实上，我非常相信这一点，我放弃了一所优秀的小型私立学校的奖学金，选择了我们州的一所大型综合性大学。

这是我犯的第一个错误。杂乱、拥挤和广阔的校园冲击着我有限的方向感，我常常在校园里迷路。记得有一次下课后我根本找不到去下个教室的路。下课了，走廊和大厅里满是学生，我完全无法思考，跟着其他学生漫无目标地离开教学楼。

人群散开之后，我试着理出头绪，希望可以找到塑像或独特的建筑之类的大地标，再根据坐标在大脑里生成一幅三维地图。比如说，我知道离开上莎士比亚课程的教学楼时，会看见一座喷泉、一条街道和一个停车场。我停下脚步，思考怎么才能到达街对面的方形庭院上演讲课，于是我来到喷泉附近，向右转到了街上，我从停车场那边出来，然后左转找到人行道，然后沿着人行道到达闹市区，然后从左边的梯子进入我要去的大楼后门。

当我进入大楼之后，我会花费大量的时间认路。通常我会反复试验，不断摸索，除非建筑物内部有自己的标识——艺术作品、陈列柜、风格独特的喷涂装饰——所有这些我都可以作为认路的标记。但大多数建筑物里都没有这些标识，更多的是一模一样的普通的米色墙和公告板，这些对我完全没有帮助。我清楚地知道我应该上几楼，但即使上了正确的楼层，我也会在大厅里徘徊，直到在门框上找到我要去的房间号码。这通常意味着等我找到教室时，至少已经迟到了十到十五分钟，我满头大汗，焦虑不安。起初，即使迟到这么久我还是会进去上课，但我很快发现在课上到一半的时候，在众目睽睽之下走进教室会让自己非常不舒服。我知道这样子很不礼貌，也知道教授会认为我这样是没教养。最糟糕的是，这让我绝望地感觉自己是一个大傻瓜。有时，我会坐在教室外的走廊上隔着紧闭的房门听老师讲课。不久之后，我不再去上任何需要在十分钟之内找到教室的课程了。

　　我知道应该保证自己的课堂出勤率，然而，由于这样或那样的原因，我没有做到。当时我不知道原因，但现在我知道是我的阿斯伯格症状让我不能做到及时找到教室，或是坚持听完一堂课这类简单的事情。我并不是一个游戏人生、不计后果的学生，只想享受生活，我想当时的我不知不觉地陷入了一场猫捉老鼠的游戏。我是那只被吓坏了的老鼠，我的阿斯伯格症状就是那只不知会在何时何地出现的猫，在我毫无防备的时候跳出来，抢走任何我本应拥有的理性思维。一次又一次，我所做出的行为看似越来越不计后果。半个学期过后，我翘掉了所有的生物课，而根本没有去想我肯定只能得到一个低分。当时生物课教授在我面前摆放了一瓶用福尔马林浸泡的猪胚胎标本，我不能忍受那股强烈的刺鼻气味。我只是偶尔去上代数课，从没有想过这种行为对我分数的影响，只因为我受不了代数老师的嗓音。我退出了我最喜欢的戏剧课，因为教室里昏暗，有种发霉的味道，还没有窗户，令人毛骨悚然，那种房间应该用来放旧物，而不是用来上课。

　　我的感觉一天天变得越来越迟钝，就像一团混沌的浓雾。空间障碍[1]，感觉障碍[2]，较差的解决问题的能力，过分依赖视觉的思维模式——阿斯伯格症状让我失去自我，即使我从来没有意识到它。

因为我缺勤太多，我的成绩直线下降。我知道这是灾难性的，但我真的不知道如何去避免。我不确定在20世纪70年代末和80年代初，是否有特殊需求学习中心，但我知道我当时没有类似机构可以去。那时我除了被认为是有天赋的小孩，没有被诊断出任何问题，我没有任何地方是值得怀疑的，也不需要进行任何朋辈辅导[3]、社会技能辅导或者职业规划辅导。我只能试着自己管理自己，即使我的烦恼堆积如山。校园环境和我的课程可能是我所面临的最明显的障碍，但这还不是最糟糕的。如果只是这些问题的话，我认为我可以像大多数大学生那样撑下来，他们在某些课程中的学习都不是那么顺利，也有很多人不太适应离开家和熟悉的环境。我真正的困难不仅仅是表面的这些，而是我自身的尊严所遭受的打击。

我知道大学生活会给我带来很多变化。我知道我可能会水土不服，学习要求和责任以及各种挑战会与以往不同，但我从来没有想过社交活动会和之前大有不同。阿斯伯格综合征让我对如何结交朋友和维持友谊一无所知，我不知道如何适应环境，如何与他人融洽相处并高效地合作。大多数孩子可以从童年平安过渡到青年，这期间仿佛有

1　空间障碍是指对于物与物、物与人、景与物等之间的空间方位关系的辨别能力减退。一般表现为不能准确地判断物品的位置，伸手取物时或未达该物而抓空，或伸手过远将物品碰倒，在熟悉的地方或者在离家稍远的地方容易迷路走失。

2　感觉障碍是指对刺激物个别属性的反应过程中出现困难和异常的变态心理现象。

3　朋辈辅导是一种特殊的心理咨询形式，它是指在人际交往过程中人们互相给予心理安慰、鼓励、劝导和支持的过程，它是由受训或督导过的非专业人员提供具有心理辅导功能的帮助的过程。

一个缓冲垫。他们的神经系统是平衡的，所以他们是轻松愉快、无忧无虑的，他们能平稳地度过这一时期，虽然也会犯错，但他们有足够的自信平稳着陆在缓冲垫上，然后重新起跳。而苦苦挣扎的阿斯伯格人常常发现，当他们起跳后，下面并没有一个缓冲垫，没有一个弹性很好的垫子可以接住他们让他们重新开始更好地起跳。阿斯伯格综合征让你很难从既往中学习到什么经验。当你下落的时候，你心灵里没有一个内置的跳板可以接住你，鼓励你再次尝试。你会重重地摔向坚硬的地板，粉身碎骨。我在大学期间多次受伤，内心伤痕累累。

我想当然地认为我在大学里遇见的人会和我家乡的伙伴们一样好，但我没有意识到我家乡的伙伴们不是随便凑起来的一群人。我们是一群亲密的伙伴，有着多年深厚的友谊，能接受同伴所有的怪癖和个性。我从没想过到了大学后一切都变得和以往不同，曾经我也是一个学业优秀、广受欢迎、受人尊敬的女孩子，我没有想到大学同学会如此残忍地对待和自己不是一个圈子的同学。

在我上大一之前的那个春天，我陆陆续续地收到各类社会组织和学术组织的来信，毫无疑问，这是因为我的成绩很好。我对这些信件没有真正的兴趣，只是暗自思考人们总是选择加入各种社团是多么奇怪。我无意加入任何团体，只是想按照我一贯的做法，当我想参加活动或者觉得我需要参加活动的时候就参加一下。在大多数情况下，我对交朋友感兴趣主要是出于好奇，但也缘于我觉得在迷茫人海中我一定能找到和自己类似的人——那些讨厌喧闹、热爱宁静的人，那些可能会在自家后院迷路的人，那些只是单纯地想和我一起去图书馆或偶尔和我一起骑自行车的人。我只知道大学生活应该是自由自在的，没有绝对的事物或是唯一的路径。我怀疑社团的社员资格和大多数组织就如同旅鼠[1]一般对我毫无意义，但我从不羡慕他人的生活方式。我不明白社员身份是如何重要。我以为自己能找到一两个没有任何社团社员身份的朋友，我低估了归属的意义。

我对大学的社交生活没有太多期望。我并不需要太多社交。我习惯了以非常简单的方式定义友谊。对我来说，朋友是和我一起共度几小时或是几分钟的人。我可能不知道他们的名字，但我能认出他们的相貌，知道他们的一些兴趣爱好和日常活动。例如，我每天上课都会碰到同一个女孩，如果她也想拿一个演讲方面的学位，并且和我来自同一个地方，我会认为她是一个朋友，即使不是最好的朋友，至少是一个我可以在去教室的路上打招呼聊几句的朋友，甚至可以一起去图书馆或去吃晚餐。除此之外，我不需要更多，事实上我从未期待过更多的东西。起初，似乎其他的大一新生也都是这样的，但随着时间的流逝，我似乎被孤立了。我注意到小团体的形成，而我被所有小团体拒绝。我也注意到老乡开始忽视我。

很快，我发现我的微笑没人回应，我总是独来独往，没有人给我打电话，我成了隐身人。在某种程度上，这对我并没有影响。我喜欢独处的时间和个人空间。但日复一日，我感到了压力，主要是因为我不明白为什么被排挤。选择独处是一回事，但被排挤则是另一回事。在过去，一个微笑和几分钟的交谈就足以交到一个朋友，我想不通从什么时候开始不这样了，以及为什么现在就行不通了。

到了第二个学期，我也开始意识到自己离人群太远了，感到非常

1　旅鼠是一种极普通、可爱的哺乳类小动物，常年居住在北极，体形椭圆，腿短，耳朵小，毛软。不算尾巴，全身长十到十八厘米。毛上层为浅灰色或浅红褐色，下层颜色更浅，有的旅鼠在冬天时毛色会变为全白，有利于保护自己。

的孤独。当我意识到这一点时，我非常生气。我知道自己的思维方式与众不同，我也知道在过去很多时候我奇怪的举止让人敬而远之，但我知道如何去应对，我会第二天照常上学，和坐在我旁边的人交谈，很快我就会感觉好多了。但在大学里，我做不到，没有人谦让我。我讨厌人们这样对我，我讨厌他人对我的生活的影响，这不是我的风格，我以前从不关心这些。

现在我在想，是不是那时我的阿斯伯格特征在开始消退，我突然暴露在这个瞬息万变的世界上而不得不正视我与众不同的看待社会的视角和思考问题的方式。如果不是我童年的挚友和家庭的保护，我一定会摔得更惨。也许这正是我需要的。如果我没有摔跟头，我可能永远不会发现我需要成长的那部分……我可能永远不会发现我是多么的幸运，生活在一个万花筒般的世界！

我开始发现我可能永远不能在这个广袤的世界上找到自己的位置。但是我无法理解这是为什么，或者该如何补救。我决定做一件所有大学生都会做的事，我要参加一个学生社团。

幸运的是，我的一位老乡邀请我参加小姐妹联谊会的选拔。我想她知道我过得并不如意，她也想尽其所能来帮助我；我想她也知道，当时她也帮不了我很多。尽管如此，她非常亲切善良，为我安排好一切，让我去她在联谊会的办公室见面，参加第一轮选拔。我并不认同小姐妹联谊会的整个理念，这让我感觉自己像个挂在高架子上的玩具，每天晚上都会希望有爱心的人同情我，前来营救我。我记得我为活动做准备的情景。我去市区买合适的衣服，在繁华的商店里茫然地徘徊，在这种地方我总是感到困惑。没有看起来合适的衣服，没有什么衣服看起来合身，不管是什么衣服，都超过了我十英镑的预算。

最后我买了一件浅灰色衬衫和一件剪裁得当的酒红色套装，穿上后我更像是一所学校的老师，而不是一个大学生。没关系，我想，重要的是，我买到了和我平常不一样的衣服。平时我通常穿一条工装裤和一件男式法兰绒衬衫。

我的朋友把我带到聚会，尽了她的最大努力帮我。但作为一名联谊会的新成员，她也有一些别的责任。我从开始到结束在很大程度上都只能靠自己。我清楚地记得，我感觉我是一个特别不受欢迎的闯入者，在整个会场上无所事事。我记得我经过思想斗争，努力去和别人握手或聊天说话，但我一样都做不到。我注意到其他女孩毫不费劲地在年轻男孩中游刃有余地说笑，同时我也注意到，她们似乎并不怎么和人握手或是说太多话。她们时而咯咯地笑，时而开怀大笑，时而把她们的头发甩到肩膀上，或是温柔地把手放在男孩子的肩膀上。我能看懂她们的所作所为，但我自己就是不能像她们那样去做。慢慢地，一些人结成了小团体，而将其他人晾在了一边。她们走向角落里的沙发或是穿过走廊走到别的地方。我看到几个女孩笑着说谢谢，离开聚会回家。我感觉自己像个科学家，好奇地观察着人们的不同行为。直到我的朋友回来问我是不是还好时，我才意识到自己一个人孤零零地站在一边，离聊天欢笑的人群几乎有二十英尺远。直到那时我才意识到自己落单了。

一两个月后，我遇到了几个同班女同学。令我惊讶的是，她们见到我十分热情，兴趣盎然地和我聊天。记得当时我很高兴能受到关注，很高兴能有她们的陪伴。那时，孤独开始刺痛我的心。女孩们问我是否想和她们去购物，这是我不喜欢的活动，尽管如此，我还是很高兴有人约我。她们告诉我见面的时间和地点，问我是否介意开车带她们出去，因为她们在学校里没有车。我告诉她们我很乐意这样做，我也喜欢开车。我花了整整一个星期试穿我衣柜里的衣服，我想穿得酷一点儿。我选定了一条蓝色牛仔裤和一件毛衣，我认为我这样的打扮和其他学生差不多，至少我的穿着不怪异，我以为我会和我的新朋友们度过顺利的一天。

最后，购物的日子来了。果然，女孩们就像她们说的那样等着我。我们上了车，我告诉她们我愿意带她们去任何她们想去的地方，我解释说我很少在市区购物，也没有特别偏爱的地方。女孩们指导我开车到了市中心的购物区，我不想承认我在城里有点路盲。我很快找到一个停车位，试了几次之后我停好了车。我们下车之前，一切看起来都很好。我们刚走上人行道，女孩们就告诉我三小时后在停车的地方见面。然后她们就聊着新的话题，互相搭着伴走远了。我感觉她们离我越来越远。我想在她们抛弃我的地方转身开车而去，当然，我没有。

如果我只是吃了这一次的亏，我可能甚至现在都不记得这件事。不幸的是，整整一年都是这样。大多数回忆令我更尴尬，更痛苦。我想这出自一个深层次的问题，即我的另一个最不可思议的、最难以对付的阿斯伯格特征——我无法理解我的同龄人之间的对话。我理解他们的语言，能够识别出他们在演讲中犯的语法错误，对任何问题能够做出回复，但是，我从未听懂过他们的真实意图。我不明白他们究竟是想表达什么。可以这样说，我无法听出话语之下潜藏的意思。潜台词和旁敲侧击的表达也被我忽略了。不能跟上同龄人的思维令我沮丧，但发现自己不能吃一堑长一智则让我更加沮丧。我总是跌入同样的陷阱，即使我父亲曾警告过我有人只是利用我，即使我发现我高中的一个熟人偷了我的自行车，即使我听到宿舍的一个女孩告诉她的男朋友我是头胖猪。无论我看到或听到什么，我都不能领会那究竟意味着什么。我不适合这个地方。

当暑假来临时，我回家了。感觉自己被彻底击败，十分沮丧。我的成绩刚刚及格，我的感觉障碍让我陷入泥潭，我没有碰到任何一个喜欢我的人，如果我找到一个，可能会感觉好一点儿。

对我来说，在家乡的生活也不比在大学里更容易或更好。那时，和我一起长大的人都走上了新的道路，朝向新的目标和未来。我为他们高兴，但他们的新生活也让我困惑。我不理解他们是如何做得那么优秀。为什么当我迷失的时候他们都找到了自己的路？有什么品质是我没有而他们有的呢？为什么他们天天开心，而我这么难过？我努力进行自我分析，却没有发现答案。

开学后我返回校园，不像其他同学欢天喜地的，我更像是履行义务。我回到学校是因为我喜欢学术、知识，喜欢钻研学问、做研究和写论文。尽管我遭遇了种种无礼并时时困惑，我还是回到学校继续学习。我非常坚强。慢慢地，我开始找到方法来帮助自己解决我所面临的困境。

我发现我喜欢玩黏土，抱着随便玩玩的想法，我参加了一个不算学分的陶艺课，这样我就有合情合理的理由玩黏土了。艺术工作室仿佛是一片绿洲，特别是在晚上的时候，几乎总是空的。在那个时候，它是如此寂静、美妙，如此平静和整洁。它是迷人的。没有其他学生在场，我做事专注，心情放松，真正享受艺术。我把黏土弄成糊状，然后塑造成奇怪的形状，不一定要刻意塑造成任何真实或是可以辨认出来的形状。我不介意自己是否做出了一个水罐，或是一个用来烘烤馅饼的碟子。我只喜欢摸触黏土的那种质感，这很令我着迷。

艺术工作室是我最爱去的地方，同时我也很喜欢去制图教室，倾斜的制图桌、尺子、半月量角器、不锈钢圆规以及成堆的钢笔和自动铅笔。我爱看着学生们坐在自己的座位上，窗外阳光射进来，照在他们的肩上，他们专心致志地做自己的设计。我羡慕他们的工具、他们静心工作的样子和他们的技能。我愿意放弃一切加入他们的行列，但我知道，一是我没有画直线和其他细小图形的工具，二是我也不具备在设计时需要考虑到的复杂的数学和工程方面的知识。我希望自己能鼓起勇气参加建筑类方面的预备课程。制图教室里的小工具是多么令人眼花缭乱，就像我上陶艺课一样，我不是为了学分或是为了创造出伟大的作品，我只是单纯地享受做这件事的过程。

直到今天，建筑设计始终是我的最爱之一。年岁渐长，我越来越沉浸在这个兴趣所带给我的快乐之中。在很多时候，它能让我的烦恼一扫而光。当我感到迷惑和紧张的时候，我就拿出我的建筑设计方面的书，凝视书上用各种线条和有着强烈平衡感的图案组成的空间和场所的建筑平面图，这让我着迷。当我因生活中犯了太多错误或者因沟通失败而萎靡不振时，我就会找出房屋设计软件，开始设计一个最令我有感觉的家。在这一过程中我的大脑可以恢复正常。

我开始设法平衡我的生活，我发现自己不再那么关注我在社交方面的困惑了，也许我只是厌倦了把观察社交技巧当作一门学问来研究。但我从未对人类失去兴趣。当我看到其他在校生独自坐在电影院里，或是一个人对着墙壁打网球，或是对任何碰到的人视而不见的时候，我会担心。这时我想通了，"友谊"这个游戏是由一群嬉笑的小姑娘小伙子们玩的，而不是沮丧的独行侠玩的。我知道我自己的情感是介于两者之间。当我一个人走路、一个人独坐或是独自做事时，我不会低着头、缩着肩膀或是无精打采。我可能会因为一些感觉障碍而有心结，我甚至可能对所听到的内容非常困惑或失去判断力，但我从来没有仅仅因为是自己一个人独处而表现得不安。我知道我的情况和那些看上去很伤心的人的区别很大。就在那时，我找到一种方法来消除我的孤独感。

因为我不会黏着朋友，也不会对朋友期望很高，所以对于那些没什么朋友的人来说我是一个完美的朋友。我打招呼简单，说话随意、简短，这很对我那些不合群的同龄人的口味。虽然我们被疏离在大的社交圈外的原因各有不同，但我们在这个被隔离的世界里却是邻居。因此，我开始收获了一些零星的友谊，只要是我能做得到的，我尽我所能去帮助他人。我不确定那些我努力去温柔对待的朋友们是否意识到了我对他们的关心，我不知道我的帮助是否让他们更昂首挺胸地做人了，但我知道其实他们也帮助了我。当我获得他人回应的微笑时，我对自己感觉良好。当一个孤独的同龄人在食堂里跟我说了话，我会高兴一整天。如果有人能顺着我的话题和我聊几句，我会兴奋不已。我知道我简单地和其他人建立了联系，而这是我需要的。

如果我毕业后直接工作的话，一定会遭遇和大学时一样的混乱和痛苦。不得已，我选择了继续读书深造。我的这些本可以避免的问题其实很普遍，其他阿斯伯格综合征人士在生活中也会遇到。我深知，如果我知道更多的关于阿斯伯格综合征的知识，如果我能客观地理解诸如僵化的思维、语义语用障碍[1]、社交障碍、模仿言语[2]、身体两侧不

1　语义语用障碍：这是一种沟通障碍。很多人认为语义语用障碍患者不能处理某些情境下的特定信息。这种障碍在某些方面与孤独症相关，因为患有语义语用障碍的儿童同样在三个方面存在着困难，即社会交往、语言和想象。

2　刻板地模仿周围其他人的言语。

对称、感觉统合障碍[1]和听觉障碍之类的术语，这些词语都非常真实地定义了我是谁，如果我早一点儿知道这些术语，我就不会对我的生活环境做出重大的改变。我会去上一个规模更小、更有人情味的大学。我就会意识到我有和其他人不同的需要，而那些需要让我显得特立独行，但那并不意味着我不配得到帮助或是我无能。最重要的是，我会寻求我真正需要的支持。

我相信我的高智商和好成绩足以让我处理好未来会出现的各种问题。事实上，这只是假象，令我获得一种虚假的安全感，当我遇到真实的阿斯伯格综合征的挑战和打击时，这种安全感消失了，只留下寒战与恐惧。

当我不得不意识到仅仅靠聪明在这个世界上是行不通的时候，我受到了深深的打击。当我不得不承认我在这世界上找不到其他任何和我思维方式一样的人的时候，我感到一切都陷入了混乱之中。当我发现自己无力结交新的朋友的时候，我觉得自己是一个废物。回首过去，我确实没能在大学期间建立起任何友谊。我不擅长琢磨别人的心思，所以看起来，也没有人很能理解我。我没有朋友，也很少得到他人的支持。没有同龄人告诉我如何适应环境，如何充分利用环境，我不能和周围的人保持联系。我失败了。

当我在大学里读到第六年的时候，我有点被打败了，我跌跌撞撞，充满挫折感，感到深深的绝望。因为我不知道为什么那些事情对其他人看起来是如此容易，我却永远无法做好，但我没有放弃。在我完全陷入惶惑不安并极度焦虑的时候，我最终去拜访了一位学校里

1　感觉统合障碍：指大脑和身体各部分的协调出现了障碍。

的咨询师，从她那里我得到了一些好的建议。她告诉我，我需要评估自己的优点和缺点，思考自己到底想做什么，以及要如何做到，并制订一个合理可行的计划。除此之外她告诉了我一些常识。她告诉我，我需要多出去走走，多呼吸新鲜空气，做一些锻炼，找份工作，多结交朋友，去做喜欢的事情，培养兴趣爱好，而最重要的是，永远不要为自己的瑕疵或个性认错。在这几个小时的时间里，她提醒我，我是一个有能力的女人，如果我学会控制自己的生活，前方有无限种可能性，这对任何人来说都是优秀的建议，但对阿斯伯格人士来说却是一些救命的建议。

年复一年，我试图假装我的大学时代过得非常精彩，就如它应该有的模样。我摒弃不好的回忆，只留下精彩的回忆，我煞费苦心地找了几个孤立的事例，证明自己度过了无数美好的时光。一开始我想之所以会这样，是在和自己开玩笑，粉饰自己走过的路。但在过去的几年里，我变得更加客观。因此，我能更好地审视自己走过的路。在这些我所鄙弃的回忆中仍然充满苦涩的味道。回首往事，我想起那些有兴趣和我交往的人。我记起自己曾认识一个男孩，一切仿佛就在昨天发生。那些昔日聊天的场景，对共同兴趣的分享，一切都历历在目。但更重要的是，我可以清楚记起我们谈话时他的脸庞和表情。如果今天他注视我的表情一如往昔，我相信我能看出他的仁慈和温柔。当我有机会的时候，我并没有和这个男孩做太多事情。我错过了他伸出的友谊之手。如果那一切都发生在今天，我想我不会错过了，因为他的面容对今天的我来说，不再是毫无意义的了。

我回想起在大学的最后一年，我和一个男孩约会，当时无疑是青少年时期的我和阿斯伯格综合征战斗得最艰难的时候。他是我在大学里唯一一个亲密的朋友、唯一一个主动接近我的人。他长久以来耐心地、坚定不移地来认识真实的我。这个朋友找到一种方法进入我的世界并接近我，而不是要求我来满足他。具有讽刺意味的是，我甚至不认为他知道实际上他做了什么。对他来说，我是一个他喜欢共事的朋友、一个可以相互分享生活的人。当他看到我和两只狗、五只猫住在一起，而不是和一群女孩住在一起时，他眼都没有眨一下。他从不在乎我喜欢缠着人打破砂锅问到底。当我因太多的感觉刺激而失控的时候，他总是耐心地站在我身边。他从来没有问过我或是批评我，他只是惯着我。如果每个人都可以像他那么善良——也许到那时，我们甚至不需要再定义"阿斯伯格综合征"。

Pretending
to be
Normal

第四章

漫步回家

> 如果有出路，我知道是去哪里吗？
>
> 一切都会改变，还是会停滞不前？
>
> 我是在这儿，还是在那儿，或介于两者之间，
>
> 这对我来说并不重要，
>
> 我只想知道我要到哪里去。

当我二十来岁时，一方面，我是前途光明的大学毕业生，另一方面，我是个稍微有点不按常理出牌的女生，比如我会在公园里和鸽子说话。事实上，两者都是我。当时，我深深意识到我需要掩饰自己，根据所处的环境，我知道尽我所能地掩饰自己，例如：我在工作面试时就不能自言自语。我必须打扮得体，以免引起路人注目。我知道在很多场合都不宜告诉他人：我的家是一个动物园，满是狗和猫。我能够更加客观地看待生活。我认识到，虽然我不知道大多数规则制定的目的，或者更重要的是我打破这众多规则的后果，但我需要尽我所能地遵守这些规则。偶尔我会碰到个别人让我按自己的意愿做事情，但我知道多数时候人们希望我能随大流、低调行事。当我二十多岁的时候，我知道这些道理都很正确，麻烦的是，我仍然没有遵守这些规则的能力。

我拿到硕士学位后不久，从相对安全的港湾——我大学所在的城市搬到了德州休斯顿。以任何人的标准，这都是一座超级城市。我搬家的时候没有任何想法，也没有对自己的生活考虑很多，其实我没有来这里的其他任何理由，我只是想离我未来的丈夫近一点儿。当时我

刚刚拿到学位，这让我有了足够的自信——既然能拿到硕士学位，那么，我一定可以完成我决心完成的任何目标，包括在一个陌生得让人窒息的环境中独自生活。我以为拥有硕士学位就可以让我在就业市场上受到足够的尊重，尽管我还不知道自己到底想从事什么职业。我以为我可以胜任很多职位，即便是在我所学的多媒体传播学领域之外的职位，我也可以胜任，我太天真了。实际上，我目光短浅，而且因为自己的阿斯伯格特征，我依然非常脆弱。但此时我比以往任何时候都要坚强，所以，我也不是完全没有找到工作的希望。最后，我得到了我申请的第一份工作。虽然当时我并没有意识到，这份工作可能是除做自由撰稿人之外唯一适合我的工作。抵达休斯顿的两周后，我在休斯顿大学当上了一名讲师。

我不知道在大学当老师最吸引我的是不是我有更多的自由，或者是这份工作不需要我在生活方式方面做出太大改变，我指的是我在读大学时就建立起来的生活方式。我觉得当大学老师的工作一切都很好，甚至比之前更好。我喜欢老师有规律的生活，喜欢不上课的时候有自由安排的时间。我喜欢学习新知识，并把它传授给学生。教学相长是一件多么幸福的事情。我最喜欢的，是大学里老师和学生之间松散而短暂的师生关系，我喜欢这种君子之交淡如水的感觉。

我的工作一切都近乎完美，只是有一点——学校的地理位置不尽人意。我所工作的校园位于非常繁忙和拥挤的市区，我不得不日日面对一场噩梦。我去上班的时候经常迷路，时不时地在单行道上开错方向，或是错过出口，或是绕了弯路。更糟糕的是，我当时开的是一辆迷你旅行车，不是自动挡，也没有空调，换句话说，在休斯顿炎热而潮湿的气候下，我的车让我的不舒服变本加厉。所有这些因素都让我感到非常不舒服。即使我勉强到了学校，也是浑身汗水，黏糊糊的，焦虑不安，头昏眼花，混乱不堪。幸运的是，我对教学的热爱以及大学校园里优美的环境挽救了我，所以，在我适应了这里的环境之后，我彻底爱上了我的工作。直到有一天，一切都改变了。

为了避免这些让我感觉不舒服的因素——交通拥堵带来的混乱、可怕的噪音、湿热的天气以及担心迟到——我决心每天黎明即起，赶去上班。虽然这个生活习惯的改变让我避免了阿斯伯格综合征大多数明显的弱点，但它让我直接陷入另一个阿斯伯格综合征的陷阱：一个阿斯伯格综合征的标志性特征——社交障碍。

我喜欢在早晨六点三十分就到校。我喜欢空旷的校园、笔直的走廊、阶梯教室里排列整齐的桌子和椅子。我喜欢空无一人的教学楼里那一切都井井有条的感觉。那时它还没有充斥学生说话的声音和来回走动的脚步声，也没有太多的图案和颜色。我喜欢宁静，也喜欢独处。在安静的校园里，我从快节奏的生活中放松下来，我的耳朵得以休息。我全身心地放松自己，我会有安全感，对周围的环境有控制。我知道，在宁静的环境中，我会逐渐平静下来，但我没有意识到，虽然我的感觉器官不再容易受到刺激，我本身却容易遇到危险了。

记得一天早上，我去上课。像往常一样，我端着咖啡，胳膊下夹着讲义，等着上课时间的到来。当时我肩上还背着一个重重的背包，带着所有我需要的东西，我步履稳健，意气风发。通常，我会一直这样，一切安好，平和地等待学生的到来。但那天，我有了一位不速之客。记得当时我坐在办公桌前看报纸，突然一个以前从未见过的人进了房间。我看见了他，但我丝毫没有去想，为什么他会在一大早就到了学校。毕竟，我也是这么做的。我注意到那个人，他比大多数学生的年纪要大，穿戴也和大学生不同，他不是穿着牛仔裤或是穿着正装，而是衣衫褴褛，穿着一条灰色的裤子和一件松松垮垮的褪色衬衫。他的脸色苍白，皮肤粗糙。直到那时，我还是没有特别警觉，只是恼怒地看着他。我听到他在和我说话。他的声音单调，一边说着话一边慢慢向我靠近，但是此时我对于他出现在教室里还是没有太过担心。我更多的是好奇，只是觉得他侵犯了我宁静的空间，而不是担心他可能对我的安全会造成威胁。他告诉我，他进过监狱，刚刚被释放。这时我开始有所警觉，但也没太在意。此时我的注意力都在他脏兮兮的外表上，而没有注意到他对于我可能存在潜在的威胁。

具有讽刺意味的是，虽然我的阿斯伯格特征让我意识不到这个男人在此时出现是很反常的，甚至对于我是有危险的，但是同时我的阿斯伯格综合征却帮我意识到：我遇到了麻烦。当他离我只有一只胳膊远的时候，我终于意识到自己的处境很危险。任何时候、任何人侵犯了我的个人空间，我都会不舒服，但是这一次，我感觉受到了羞辱。他的体味是如此难闻，与其说是害怕，更多的是厌恶，虽然我应该非常害怕。从常理上来讲，我想我一直都知道他不是一个学生，也不是一个友好的路人。我知道他不是一个应该出现在这里的人，但是直到他和他的体味侵犯了我的个人空间，我都还没有太相信自己的逻辑判断。

当他侵犯我的个人空间时，我开始往后面退，躲开他和他让我作呕的一切，但是他继续向我走来，越来越近，就像电影里的慢镜头一样。但我不知道应该高声呼救，也不知道应该逃跑，虽然我一直在向后面退。我不认为我当时是吓坏了，我清楚地意识到房间的寂静和窗外的昏暗，以及我和那个人独自待在房间的事实。我不记得当时我是否感到害怕，就像看到我的孩子跑到了车水马龙的马路中间，眼看着一个可怕的事故快要发生了。

谢天谢地，不可思议的是，我的一个从未早到过的男学生走进教室里，并迅速勇敢地走到我身边，夹在那个人和我中间。不知为什么，当这个学生接近我时，我并没有感觉他冒犯我，但这一举动却确实威慑到那个人。眨眼之间，他就消失在门外。那个人走后，我记得那个男学生问我好不好，是否需要什么帮助，那个人是否伤害到了我。我记得当时我仍然很平静，甚至还在想为什么他是如此担心。然后我回忆起那个人难闻的味道，还有他侵犯了我的个人空间。这时，我才意识到我应该害怕，我在识别力方面犯了一个可怕的错误。我意识到刚才我是多么的幸运。

我把这次经历当成一次教训，就像一个学生学到一些知识用以通过考试。它教给了我关于自我保护的一课，而这不是我生来就知道的。从那以后，我再没有把自己放在一个危险的境地。我还是独自去很多地方，但从未忘记留意出入口的位置；从未忘记提醒自己如果有人走得太近，我应该尖叫；从未忘记提醒自己在这世界上有人是会伤害别人的。有时候，教训的代价高昂，甚至是生命不能承受之重。我为了理解人类行为而付出的代价，真是我生命中不能承受之重。

我在大学的经历让我认识到我对人的行为的了解甚少。客观地讲，我在判断一个人的行为目的是否会给我带来人身伤害方面是多么无能，我无法判断对于我来说什么样的人是安全的，什么样的人是有趣的，什么样的人可以交往，而什么样的人是我需要远离的。在那时我意识到，有一些关于友谊的约定俗成的规则，即关于建立友谊和维系友谊的规则，但我仍然不清楚这些规则和其决定因素是什么。坦白地说，我当时对这些问题仍然感到困惑。

离开大学后，我找到了一份小学老师的工作。我享受和孩子们待在一起的每一秒钟，享受教学的方方面面。但面对和我一起工作的成年人，我常常感到尴尬。

当我和一群人待在一起的时候，我会不自觉地表现出一些表演倾向。表面上我微笑着，做出诙谐的评论，讲述有趣的故事，但当我肚子里的故事都讲完了的时候，我就会离开，就好像走下舞台。我尽最大的努力去做一个宽容和善的同事，但我从来没有成功过，我做不到。比如说，和一个朋友见了面后，我搞不清楚要隔多久就可以回送他一个"想念你"的小礼物。如果我们见面的那一天，我看到了一个我认为是新朋友会喜欢的礼物呢？我应该买下礼物，放上一段时间，比如说六个星期，然后再送给他呢？或是在当天下午我就可以送给他了？还是我对于礼物的整个概念都错了？是不是我看到的礼物只是促销的商品，而不是我真正想买的东西？如果在接电话的时候，感觉谈话无聊或是在浪费我的时间，我应该继续聊下去吗？如果在谈话中出现尴尬的停顿，我是应该挂上电话，还是应该讲一个笑话或者只是坐在那里？如果我很喜欢一个人，但是我又不能忍受他的一些行为或习惯，我可以马上告诉他吗？或是我需要等待一段时间后再告诉他？如果是这样的话，我应该等多久？而如果我不告诉他的话，我应该做些什么从而令自己不在意他那些恼人的习惯？类似这样的问题还有很多。这就是我为什么说人际关系是我的短板，这些问题让我精疲力竭，思绪纷乱。我对于自己说过的话和其他人说过的话反复考量，他们接下来还会说些什么，是轮到我说话了，还是该其他人说话。为什么不同的朋友会有不同的标准？这些事情总是让我分心和焦虑。

如果我能把所有的时间和精力放在学生身上，我想我可能还在教书。当然，这是永远不可能的。无论我是否感到不适，我都不得不与学校的管理人员、咨询师、家长和其他教师打交道。我从来不想和我的校长打交道，或是在教休室和我的同事一起休息，或是和家长谈论学生之外的话题。我不得不强迫自己参加教职工会议，我讨厌我必须是团队的一员这种思想。我不得不加入教师合唱团，因为我知道这是他们对我的期望。当课后家长缠住我，向我讲述他们生活中的故事或是他们奋斗的目标时，我都不得不面带微笑地倾听。幸运的是，当我不得不这样做的时候，我可以努力表现得感兴趣，好像自己被周围的人和他们的讨论打动了。我所要做的这一切，让我感到自己分身乏术。一个"我"会点头，会插话，会对长篇大论表现出兴致昂然，而另一个"我"只会听到自己内心的想法，感到烦躁不安，一心想着逃走。这两个"我"都不擅长仔细倾听整个对话，但都非常擅长听每句话的前半部分，然后无视后半部分。

并不是这些人或者他们的言语、行为激怒了我，或者是让我感到无聊，事实上还远不止这些。人，尤其是我从未见过的人，从未想过的人，是他们打破了我的平静，让我思绪纷乱。我的心深陷在噪音、光线、不对称的图案、气味和影像中，我要拼命地去想每一个字、每一个人所说出的话语的深层含义。如果我不能找到理由离开会议室（相信我，我可以找到许多个人理由），我会用我最喜欢的强迫性仪式动作[1]让我的心安定一些。我可以一遍又一遍数到十；我可以在脑海里用我喜欢的句型造句，同时用牙齿在口中打着节拍；我可以编写我

---

1 强迫性仪式动作是一套重复刻板的相互联系的动作。此种仪式动作往往对病人有特殊的意义，病人完成这种仪式是为获得幸运和吉兆，从而使内心感到安慰。

喜欢的语句，用左手拼出头两个字母，然后用右手，再左右手交替，直到把整个句子都拼写完成。

有时候，我猜想其他人也有各种各样的仪式动作进行掩饰，并假装他们也对眼前的话题感兴趣，在这一点上，我可能和其他人没有什么不一样。不同之处，我想在于如何进行结束。我发现其他人可以随意地停止他们所做的掩饰动作，只要他们需要。但是我不能，我会一直做下去，直到完成我所摹画的对称的图案，或是直到完成一段节奏。我不能很轻松地把我的强迫性仪式从我的大脑中移除，直到我完成。我尽最大努力去做到不分心，特别是当我知道我可能会被叫到当众发言，我知道在会议上集中注意力、与他人合作是非常重要的。在大多数情况下，至少在短时间内，我可以做到。但当我回到教学中时，我不得不和自己斗争，让自己保持正常。我努力让自己不东张西望，去看着学生的脸，而不是他们的手势。对人们的手势的关注让我很难跟上谈话的内容。我会做笔记，希望只要记下人们说的一切，我就能像猜字谜一样理解他人的话语。我在会议上滔滔不绝，讲述自己的想法，就像我真的是这方面的专家。但是当这一切都失败了，我会依赖一个"适应"的技巧，无非就是模仿。作为一个专业模仿者，我能轻易地模仿另一个人的性格，就如同其他人得一场感冒那样容易。我审视身边的人，然后有意识地模仿。我会密切关注他们的一举一动，仔细记住他们的特征，直到宛如"啪"的一下打开灯，他们的性格上了身。我可以改变我的言谈举止、我的声音和我的想法，直到它们匹配我想模仿的那个人。当然，我知道我在做什么，同时，我有点尴尬。但这样做可以让我和周围的环境保持联系，而这正是我想要的。模仿其他人的行为显然比我努力创造自己的风格更容易。

老习惯是很难打破的，有时我注意到，即使我现在是在家里工作，没有了要适应外界工作环境的压力，我也会去模仿。有趣的是，我认为没有人意识到我在模仿，甚至我模仿的那个人也意识不到。没有人注意到我的行为，除了非常了解我的人和几个很细心的朋友。偶尔我会失去自我，生活在别人的阴影里，而最先发现这一点的是我的也有阿斯伯格综合征的女儿。她能立刻注意到我转换了我的嗓音或我的行为去模仿别人，她会毫不含糊地阻止我去模仿别人，不要再假装冒充另外一个人了。我明白她的观察是正确的。这正是有趣的地方，别的阿斯伯格综合征人士会在我自我觉察之前识破我的伪装。

尽管我应该停止模仿他人，但模仿他人比做自己更容易适应环境，模仿另外一个人比做自己更舒适，从表面上看更容易成功。我时时刻刻地模仿别人，这样做不用费什么功夫，直到其他人注意到了我的行为，我决定不再伪装了。在我女儿和一些最亲密的朋友的帮助下，我想我会做到的，因为我知道，和我信任的人在一起，我不会摔得头破血流。

我的朋友们会永远和我站在一起，无论我说什么、想什么或是做什么。他们给了我一份礼物，尽管他们可能自己也没有意识到，他们给了我——自由，让我尝试着去发展自我。我继续完善自己，即便我违反了社会规则的时候，这些朋友也不会弃我而去；即便我的言行冒犯了他们，他们还是会对我伸出援手。我知道，这是每个人都该珍视的，但对阿斯伯格人士来说，这意味着更多。我的朋友们是我的晴雨表和镜子。通过他们的行为，我可以反思自己的一言一行，通过他们的眼睛，我可以更加看清那个真我。

我的两个最亲密的朋友，我从小玩到大的玩伴莫琳，以及在我阿斯伯格特征最明显的时候所认识的玛戈，让我懂得了什么是接纳。不仅仅是因为他们总是愿意给予我关于我行为的建议，或是告诉我该如何理解事情，更重要的是，他们总是坚定地肯定我做我自己就好。在他们眼里，我一切都很好。他们微笑着，挥挥手臂，忽略我的小怪癖，好像在说，你挺好的，抬头走路吧，你能做到的。他们是我自信的源泉、挚友、啦啦队和顾问。当我走得太远时，他们会拉住我；当我犯明显的错误时，他们会保护我；当我因为自己的特立独行而吃苦头时，他们会为我加油鼓气。但最重要的也最可贵的是他们在漠视我的人们中间保护了我，无论他们自己是否意识到。

他们乐于保护我，在我需要帮助的时候，他们快速来到我身边，或者只是寥寥几句地安慰我，或者仅仅是看一下我，但他们从不屈就我。他们只是轻描淡写地说，是我的阿斯伯格特征反而成就了我，我因此更坦率、有自信、有创造力，同时坚韧不拔和忠诚。他们首先把我当作一个拥有许多优秀品质的人，同时有一点点与众不同，他们让我开始发现自己有许多正面的品质。虽然我不能解释这一切是如何发生的，但他们对我的信任让我开始相信自己，让我变得不那么忧虑并更有能力。事实上，莫琳和玛戈对我自尊心的培养起着重要的作用，令我将内在的自己与我的阿斯伯格特质融为一体。只要一想到我的朋友会永远在我身边，无论在何时何地，我都会感到安慰和鼓舞。

当我和最亲密的朋友在一起时，我感到自己也是需要朋友的，有时候，我甚至会尝试让这份友谊更深入。我会邀请朋友过来吃午餐或去参加社交聚会，甚至邀请他们和我一起去逛街。但是，除非被我邀请的人的个性是极其简单直率的，否则我又会像是在舞台表演一样，复述老一套的故事和笑话，直到我的胃开始痉挛，我的大脑开始"死机"。我担心，我在这方面的无能并不仅仅会对我自身有影响，也可能会影响我的孩子。我不希望因为我喜欢孤独，孩子们就认为他们在成长过程中需要做个孤独者；我不希望孩子们感到尴尬，因为他们的妈妈情愿待在家里，而不是加入其他妈妈们的茶会；我不希望被我拒绝的人感到愤怒。我希望人们能理解，我只需要短短几分钟和他们交往，然后就可以幸福和满足地走开，我并不是在逃避或不友好，只是社交容易使我精疲力竭。

我喜欢我的朋友，希望每天花几分钟和他们待在一起。但我想，我们必须承认，有许多阿斯伯格人士，他们可能永远不会与他人发展出亲密的友谊，即使他们已经学会了如何不以自我为中心，如何理解非语言信息，如何在适当的时间以适当的方式表达他们想要的和需要的，如何欣赏社交礼仪的细微差别，比如保守秘密和不越过个人空间的边界。简单地说，真正亲密的友谊往往非常难得，无论你是谁，如果我给一个阿斯伯格人士做咨询，我想我对友谊的定义一定非常诚实和客观。我会试着解释，有时候无论我们怎么做，无论我们是多好的人，但友谊的建立确实有许多不确定因素。我会举例子、讲故事，例如，人们搬到了很远的城镇，人们事务缠身，人们的日程安排不一致，人们的兴趣各有不同，人们喜欢不同的娱乐方式，而且人们各有各的难处，各有各的责任。我会试着解释，有时候天时地利人和等都会对友谊产生影响。

我担心有的阿斯伯格人士的刻板思维（死脑筋）会让他相信建立友谊的神奇方法就是：表示友善+分享玩具+保密=友谊+邀请、参加朋友聚会。我担心，如果这个等式不成立，将会发生什么？

我很清楚，无论有或没有一大群的朋友，生活都可以是很精彩的。但是我还是会尽量帮助阿斯伯格人士理解，友谊有许多种不同的形态，友谊可以是随意的和短暂的，也可以是牢固而持久的。我想我会尽量帮助他们寻找朋友，让他们和自己喜欢的人待在一起。他们可以有共同的兴趣爱好，共同的思想、道德观念、信仰以及共同的生活方式。我会鼓励他们加入特殊兴趣俱乐部。我会建议他们花时间和邻居、同事、同学及共同生活圈子的人交往。我会建议他们养宠物，不仅仅是因为动物可以慰藉心灵，而且动物拥有人类所有最优秀的品质，还可以让陌生的人们走到一起。这就是我的建议。通过这种高效的开诚布公的社会技能训练，可以帮助阿斯伯格人士找到适当的社交圈子，所有的阿斯伯格人士都能交上朋友。但我不能回答的问题是，他们会交上朋友吗？

　　我深深地暗自担忧，就是有的阿斯伯格人士可能会苦苦寻觅友谊，但只是因为他们的阿斯伯格特征，无论他们怎么努力，也无法结交朋友。当我想到这些人的时候，我的心都快碎了，我知道，当他们蹒跚前行的时候，现实会让他们受到深深的伤害，让他们备感孤独，越来越疏远他人。一些无形的无法触摸的边界，摧毁了他们的成长，幸福变成了一个遥远的空洞，看不见，并被遗忘。

Pretending
to be
Normal

第五章

跨越鸿沟

> 我记录下我的生活点滴，
>
> 像一朵朵采撷在黎明时分的牵牛花，
>
> 小而简单，但却是快乐和真实的。
>
> 我所有的优缺点，塑造我成为一个完整的人。
>
> 我想象这些塑造我的时刻，成就了现在的我。
>
> 常常幻想我接近一座桥，
>
> 虽不稳定的绳索和破碎的木板使之湿滑，
>
> 但铁门后也有一些坚定稳固的元素。
>
> 所有一切，构筑起希望之旅，
>
> 我应该跟随他们，
>
> 和我的朋友手拉手，穿越鸿沟。

　　我的大部分阿斯伯格特征在逐渐消失，我注意到一些最顽固的阿斯伯格特征通常在最不合时宜的时刻出现，我会尝试捕捉和控制它们。

　　我并不介意这些令我特立独行的特质，例如，我从不为我糟糕的拼写或我的听觉分辨能力障碍[1]问题而羞愧，因为由此引发的后果很容易解释，在很大程度上也并不会导致什么严重的后果。但是当我放松警惕，走到会激起我的感觉统合失调[2]的场合，或者我不能跟上某人的

　　1　听觉分辨能力（Auditory Discrimination）：大脑把重要的声音（如说话的声音）从无关的声音（如交通工具的噪音）中分离出来的能力。

　　2　感觉统合失调（Sensory Integration Dysfunction）：外部的感觉刺激信号无法进行有效的组合，通常由神经系统障碍或失调导致。患者通常会焦虑、头痛，有定向障碍和学习障碍。

观点——我会步履蹒跚、头晕脑涨、浑身发抖、恶心、高烧，我的脸和眼睛会灼热发痛。当这一切发生的时候，我会去找我的丈夫——此时唯一可以救我的人。

我知道，如果我的丈夫没有在我身边，我永远不会走到这么远。我们在一起的生活也并不是一直风平浪静，和所有的夫妻一样，我们有我们的问题，特别是有一个会让很多婚姻破裂的大问题，即沟通的问题。

在我遇到我丈夫的时候，我以为自己并没有能力充分理解一个人，从而维系一份长久的感情。我约会的这个男人是一个很和善的人，我们有共同的兴趣和爱好，但我们中间有一些无法言说的障碍。我们花了数年时间才能够流畅地沟通，我的阿斯伯格行为、感觉统合问题，只能根据字面意思进行思考、迂腐刻板的思维倾向，就像毒箭一样稳稳地准备破坏我的每段关系。

我遇见了汤姆，他是我巨大的收获，他对我喜欢的所有活动都感兴趣，甚至是那些没人感兴趣的、但我最喜欢的消遣方式。汤姆和我一样，被大学校园深深地吸引，这里有古朴的博物馆和美术馆、体育场、图书馆和书店……当他表示有兴趣成为一名大学教授时，我不感到意外。大学校园的环境最是适合他和我的性格的了。我们有许多共同感兴趣的事情，但做这些事情时需要独处。像我一样，汤姆不喜欢人群和社交聚会。和我一样，他是一个喜欢独处的人，安静和平静成为连接我们的纽带。现在，我知道这听起来过于简单，但这确实是让我们牢固结合在一起的纽带。直到今天，即使我们都处于最糟糕的状态，这仍然是让我们结合在一起的重要因素。

我试着列出所有我们沟通中的裂痕，我首先注意到对我来说跟

上汤姆的逻辑有多难。他是一个沉默寡言的人，而我需要每件事都得
到明确的指示、细致的比喻和栩栩如生的描述。例如，如果汤姆告诉
我，不能和我共进午餐令他很遗憾，我会猜想他的意思是不是说他伤
心——因为遗憾而沮丧。照我的理解，"不开心"是介于疯狂与悲伤
之间；"沮丧"只是单纯的悲伤；"疯狂"是使你想与某人争论他们
做过的事情；"愤怒"则让你想忽视让你产生这种感觉的人；而"暴
怒"让你想吐。如果要让我明白人们真正想表达什么，简洁的口头或
书面表达对我来说是不够的，一个个的单词本身对我来说指向太不明
确，我喜欢用图像思维，喜欢将丰富的详尽的栩栩如生的描述在我脑
海里构成画面。而有时，即使是最有力的和详细的解释也不足以帮助
我理解我所听到的话语。

在我结婚的头几年，汤姆不知道我会误解他的想法，因为从他的
的角度来看，他已经表达得清晰明了了。我总是认为我没有认真听他
说话，还会想为什么他不能更加体谅我，让我困惑至此。我的朋友告
诉我他们与配偶之间的谈话偶尔也令他们很困惑，内伤到心痛。但对
于我和汤姆的沟通障碍来说，更多时候是经常而不是偶尔发生。即使
我们的话题内容是世俗和常规的——关于我们看过的电影、我们读过
的书、我们必须做的家务和旅行计划，即使是这种闲聊，彼此交换一
些想法或消磨一些时光，都可以把我的思维推进混乱的旋涡。

我不能充分描述我们的讨论变得多么复杂，不得不说，有时我
们会争论几个小时，而没有任何意义。我知道从我的角度来看，就好
像我丈夫在讲一门外语。我能听到从他口中说出的词汇，但我不明白
它们的含义，就好像是从字典里随机抽出并组合在一起的词组，然后
再随机组合成句子，就如一串串复杂而无解的字谜。我清晰地记得，

在很多时候，我的思绪翻滚，我拼命想抓住一些我熟悉的和安全的东西。多年来，我以为每个人都是这样。毕竟，这就是流行文化和大众媒体告诉我们的，男人和女人之间是无法沟通的，他们的大脑连接线路是如此不同，根本无法沟通。我开始相信我们的无法沟通是常态。我说服自己，每个女人都觉得她们的丈夫说出的话语难以理解，一些重要的信息也容易被忽略。我甚至以为，当她们的耳朵和大脑被欺骗的时候，全世界的妇女和我的反应都是一样的。我相信每个妻子在控制自己的嗓门和想法的时候都是困难的。然而，当我询问其他女性是否有过类似的经历时，她们告诉我，她们甚至几乎不能理解我所形容的经历，更不会有类似的经历。她们告诉我，她们与丈夫之间当然也有争论，但不是像我这样的。她们从来没有觉得失去了对现实世界的控制，或是她们的丈夫是在说外语。她们说，有时是与配偶对一件事情的看法不同，那就告诉对方，进行讨论，然后要么各按各的方式做，要么求同存异。这再次让我意识到，我是多么的与众不同。我再一次不得不面对自己的阿斯伯格特征。

现在我非常努力地评估我自己的反应，是否是受到了阿斯伯格特征的影响或是其他不相干的事物的影响。例如，当我和汤姆发生争论的时候，我会有意识地停止说话并细细回想刚才对话中的细节。我的大脑仿佛是一台电脑，能寻求、查找和整理所有与阿斯伯格特征有关的控制变量。然后我想象在我的脑海里，有两堆索引卡片，一堆包含随处可见的变量，如压力和睡眠不足，以及激素水平，另一堆包含我的阿斯伯格特征，即刻板的思维方式或按字面意思理解的思考方式。我一点一点地有条不紊地分析究竟是什么因素影响了我们之间的交流。我通常问自己这样的问题：我对这句话的理解是否受我僵化的思想的影响，或者我只是压力太大了，无论听到什么我的反应都会这样；我是否把他的话只是从字面意思加以理解，或是我误解他的话的含义了。一旦我判断出哪些因素在起作用，我就试图消解这里面我的阿斯伯格特征的影响。

有时候，我会反复询问汤姆，要求他重新解释或描述得更详细具体一点儿。当我意识到我之所以困惑或者无法跟上丈夫的想法是因为我的阿斯伯格症状时，我会直接对汤姆说："我的阿斯伯格症状让我没懂你说的话，请重新再讲一遍，告诉我你想告诉我什么。"我的坦白一般很快就能够让我们俩结束争论，于是汤姆就可以重新阐述他的观点。这样在接下来说话的时候，他会表现出更多的关心，语言也更加准确。然而，如果我相信不是阿斯伯格症状的原因，我通常会像我的朋友一样，继续和丈夫争辩，并我行我素。更多的情况下，我倾向于相信这是阿斯伯格症状引起的。

大多数时候汤姆会换个方式解释他的意思，直到我彻底理解他的意图。其他时候，他对我刻板的思维无能为力。通常我对时间、次序和一些特定的行为不能灵活地理解，比如说，如果汤姆告诉我，他打算几分钟后离开办公室去银行，接着去商店，然后到图书馆接我，我就会期待他一板一眼地按照既定的顺序、按照既定的时间安排，不折不扣地执行，如果不是这样，假如他改变了主意，迟了一个小时才离开办公室去银行，然后直接到图书馆接我，再提议我们去商店，这看似无关紧要的事情就会让我抓狂。我会因为他没有在告诉我的既定时间离开办公室，同时没有遵循他事先告诉我的先后顺序做事而气得浑身发抖，即使我事实上很享受在图书馆里的时光，我仍无法容忍不按既定计划办事。这些生活中的插曲打破了我的惯性行为。这时候，虽然我在努力做好手上的事情，但就好像我大脑里的一切内容都"死机"了，我丈夫知道他唯一能做的事情就是等待，等到我从恐慌和混乱中平静下来。

我不觉得我刻板的思维方式阻碍了我与他人的沟通。不幸的是，每次我都会在某个特定的问题上做出同样的行为。好在汤姆对我的执拗和刻板的思维模式有很强的忍耐力。我想，他已经接受了这是我性格的一部分，就像他接受了我蓝色的眼睛。

虽然这听起来可能奇怪，我丈夫对我说过的最体贴的话是"你真奇怪"。尽管这不是一句通常的秀恩爱的话，但我听了却很高兴，因为我觉得这句话让我感到自由。从这句话我知道了，即便汤姆认识到了我的与众不同，但他还是愿意和我在一起，由此我愿意向他坦白所有让我愤怒和困惑的感觉。我可以无拘无束地告诉汤姆，当他拉着我的手时，我感觉手指头快要断了；当他轻轻触碰我时，我感觉浑身像有虫在爬；当他用了某种古龙香水时，我会流口水，鼻子里火辣辣的，胃里翻江倒海；当他靠我太近的时候，我会尽量躲避并把他推开。

他泰然自若地面对我的所有问题，当我向他解释我特别的感觉的时候，他只是点点头。当我向他解释我不得不离开球赛，因为人群骚动、人来人往，让我感觉头昏眼花时，他从来没有抱怨。他也从来没有因为我拒绝坐在他旁边，没有经常拥抱他或是像其他情侣那样流露感情而生气或是表示受到伤害。他也没有因为我的社交失误表现出尴尬或苦恼。但我还是担心我会让他感觉他错过了我生命中的一些东西，比如温柔、和蔼、亲切和善良……这些特别的东西，只有他能定义，而我却不能领悟。因为我可能不会像他希望的那样柔情似水或是善解人意，我告诉他，如果他希望我做得更好，就直接坦率地和我交流就好。但我猜测他不希望我知道我让他失望了，增加我的思想负担。我现在开始设法尝试让自己在行为上做一些小小的改变，比如说会列清单来提醒自己去取牛奶或是收邮件。在我的清单上有如下事项：每天牵着汤姆的手五分钟；在拥挤的人群中眯起眼睛说"对不起"，而不是说"我现在要离开这里"；说话之前多想一下；每天拥抱汤姆三次。当我核对清单上的事项的时候，我会更注意自己的一言一行。

我相信这种方法是有效果的，尽管它看起来非常简单，就好像是在我的脑海里插入规则、技能和有步骤的行为，这样我就不需要在做事之前再三考虑或是敦促自己。对于大多数的事情，我都有良好的记忆。我能够轻松回忆的内容，是我感兴趣的或是曾亲身经历的场景。出于某种原因，我能轻松回忆我曾经做过的事情，但却又很难想起下一步该做什么。这就好像当我回首往事的时候，我仿佛看见了一本装满了鲜活图像的相册，但当我展望未来的时候，却不能在脑海里形成可靠的图像，指导我行动。相反，我花了大量的时间去想象事情会如何发生，在脑海里排练可能出现的场景和自己可能要说的话，设想其他人的言谈举止和我应该如何回应他们。我会反复排练，直到我感觉我已经想尽了所有可能的场景，然后我会纠结哪一个场景最有可能在真实的生活里发生。当然事情很少会和我在脑海里想象得完全一样，所以我想，对我来说根本不可能预先知道应该如何行动，预测人的行为是非常难的。

社交场合不是唯一一处让我感觉到不可靠、不值得信赖和不舒服的地方。我的视觉感知经常欺骗我，让我很难从相类似的事物间发现细微的差别，或是判断物体的远近。一般来说，我知道我不应该依赖于自己的视觉感知，但实际上，有时也没有办法依赖其他人。向其他人承认这一点令人尴尬，特别是向陌生人承认自己迷路了，承认自己不能在拥挤的停车场找到自己的车，在商场里或是在办公大楼里找不到出口，甚至在住惯的市镇都找不到回家的路。

我知道我可能会陷入无助的境地，我试着尽我所能，事先就对我可能要面对的每个问题准备好解决方案。例如，我会请丈夫帮我画一张非常精细的地图，在我要去的地方标注好提示避免我迷路；然后他再详细地给我讲一遍怎么走，直到他确定我不会迷路；最后他把手机给我，再三强调如果我迷路了一定给他打电话，这也是差不多每次必然的结局。我一路上也会努力找到我的目的地。我试着把车停在大的标志性建筑旁边，这样可以为我的记忆上把保险锁，以便我回来的时候找到车的位置。我也试着不去大商场，而选择小型独立的商店，这样我可以在一个房间就买齐我所需要的东西。当我穿行在建筑和街道间的时候，我会不断与自己的内心对话，提醒自己冷静下来，试着记住经过的路标，保持自信，大不了停下来打电话回家求助。

当我打电话回家寻求帮助的时候，我从来没有觉得自己愚蠢，如果我觉得自己愚蠢就不会打电话回家了。一想到家人的关爱和他们有能力帮我，我就很有安全感。当我想到他们是我永远坚实的后盾的时候，我就不那么焦虑了，特别是在我意识到，我又不可救药地迷路了的时候。我讨厌迷路，我讨厌看到眼前的世界变成了一个扭曲的噩梦。我会因反应过度而恐慌不已，豆大的汗珠从我苍白的脸上流下，我的后颈湿冷，手掌麻木，我的脉搏跳得很快，血液在我的血管里快速流动，我感觉肩膀紧张，口腔开始大量分泌唾液，恶心反胃。是的，这是对恐惧的自然反应，这是对焦虑的自然反应，但这一切对我来说意味着更多。我的恐慌往往也是非常真实的警告，一种听不见的声音提醒着我：小心，环顾四周，注意周围的环境，现在你碰到了实实在在的麻烦。

记得有一次我和汤姆在旧金山出差。他的日程安排得非常满，而我却什么事情都没有。我一个人在旅馆里待了一天，之后我想开着我们租来的车去附近的泰迪熊工厂，希望能给女儿亲手做一个泰迪熊。我走进汤姆的办公室，径直说道："给我车钥匙。"这完全打断了他的工作。我记得他当时看起来就好像有人把强光直接射进了他的眼睛，我的行为和我的要求令他惊讶和担心。他给了我钥匙，一句话也说不出来。众目睽睽之下我迅速意识到，我这样做有多么不合时宜。我快速从房间里溜出来，感觉非常尴尬。我抓起钥匙跑到车库，然后直接向泰迪熊工厂驶去，我身边能给我指路的只有酒店发的城市地图。

不到五分钟，我知道我犯了一个可怕的错误。我比较了我驶过的路标和我的地图，发现走错了。我决定去加油站问路，询问如何才能回到我的酒店。谢天谢地，酒店的地址印在地图上。我开车到了最近的加油站，下了车，准备去问路。正在这时，一个流浪汉突然跑向我，堵在我面前，向我要钱。我非常害怕，我为这个人的窘况感到心碎，但我仍被吓得瑟瑟发抖。我不确定这个人会做什么，或是想把我怎么样，我努力地礼貌地告诉他我没有任何现金。我转身看到加油站服务员待在房间里，我环顾四周，确信自己现在是不安全的。我呆呆地站在那里，想到自己迷路了，怕得要命。这种恐惧告诉我，我的安全也岌岌可危。我不知道该如何抽身离开。我从围观的人群中慢慢往后退，开始摸我的车钥匙，但我越是笨手笨脚，越是慌乱。在我狼狈不堪的时候，我没注意到一个块头非常大的人站在了我旁边。我不知道他是怎么走到我旁边的，但那一刻我看到了他，并意识到他不会伤害我。他穿着考究，他的车价格昂贵，他的声音平静而清晰。他笑了笑，轻声问我是否需要帮助。他并没有侵犯我的私人空间，虽然他站得离我足够近，足以隔开大街上想要接近我的其他人，让他们不敢再继续靠近我。就如海浪开始退潮，我发现我的脉搏恢复了正常。我开始慢慢向他讲述我迷路了，我非常懊丧，以及这条街上的人生活在如此凄惨的环境中是多么的令人悲哀，等等。我说的话是一个字一个字地蹦出来的，我的谈话开始偏离了我的主题，但我继续漫无边际地说着。他听得很认真，直到我发现我应该停下来了。我迷路了，不知道该如何回家。那个人温柔地告诉我如何利用特殊的地标和交叉路口回到酒店。然后他护送我回到了车上，帮我关上车门，站在车旁，直到我安全地开车上路。当然，我再也没有见到他，除了有时做梦还梦到当时的场景，这种梦境迫使我接受我在视觉感知这方面的欠缺。

我花了一个多小时才返回酒店，但是我确实安全回家了。汤姆担心得快要发疯，反复告诫我永远不要再做类似的事情了。我答应他，以后一个人的时候永远不会在陌生的地方走远，我是认真的。

慢慢地，如蜗牛般的速度，我学会了三思之后再行动。这并不意味着我不会再犯判断方面的错误，甚至是让我面临危险的错误。我指的是，我逐渐意识到，依靠汤姆的判断对我来说是最佳选择。换句话说，我学会了先询问汤姆，我是否可以在陌生的公园里慢跑，或是在某个区域骑自行车，或是开车去一座我可能熟悉或不熟悉的城市。我学会了在日常生活之外的行动安排之前先问问汤姆安全性的问题。他就如同我的导盲犬，每次都能保证我的平安。

在我父母尽其所能让我独立之后，汤姆恰到好处地来到我身边，拉了我一把，甚至是又踢又叫地把我带到安全地带。在汤姆的帮助下，我从童年时期从属的孤独症谱系（我自己并不相信）逐渐转变为最近的相对正常状态。他对我体贴的证据是，他总是用点头或微笑来提醒我该如何为人处世。他使我感觉安全，他令我不那么任性，他让我知道我是否奇思妙想太多，或是滔滔不绝地讲话太久。我从观察他的表情中知道自己的谈吐是否得体，以及我的听众如何看待我。我从不觉得他对我有控制欲，或是他对我有过生气或者是沮丧的情绪。

我因为他的影响对现实世界有了一点点把握，我能看出来，他试图教我和指导我，从而不让他自己陷入尴尬境地或是让我羞愧。我一直都知道他是一个非常自信的人，不会让任何人对他的感觉束缚到他，他不会让其他人对我的看法以任何方式影响到他或是我们俩的关系。

当他发现我与众不同的时候，他一定也深受打击。对此除非我主动提起，他从不讨论它。当我滔滔不绝地讲自己感兴趣的话题时，他也对此只字未提。他从未以此作为攻击我的武器，从而破坏我俩的关系。因为他从来不用我的弱点攻击我，所以我信任他。

信任，是一种虚幻的感觉，它依赖于信任者的身心状态，难怪阿斯伯格人士常常不能体会这种情感。但是，当它被我们发现，它就变成了一种救生用具。和汤姆在一起，我开始暗暗相信自己，我知道我将继续成长和进步，追求并有所收获。

有时，我预防失误的办法就是看着汤姆的脸。有时我看着他的脸就会惊呆了。不仅仅是因为他是一个有魅力的男子汉，更多的是在他的脸上，有这么多的视觉元素吸引着我——俊朗的线条、完美的五官。他的脸长得结实而完美，轮廓分明，眼神深邃。说来也奇怪，当我看着他时，就会平静下来。只要看他一眼我就能放松下来，就如其他人看到平静的溪流能放松心情，就如摇篮曲能抚慰一个婴儿。

我常常设想，如果我在十几岁，正艰难地度过青春期的时候就遇见汤姆，我的生活会是什么样子。他会将我从混乱的旋涡中救出我吗？我并不确信。我认为，在之后的岁月里我们相逢才是最佳选择，因为我花了数年进行自我学习，意识到我是谁、我的工作方式和我需要如何改正自己的缺点。如果当时有汤姆或是其他人在我身边，在我每次跌倒的时候就迅速拉起我，我担心我永远都不会明白究竟什么是对的。我需要摔跟头，擦伤膝盖，伤透心，然后尽我最大的努力，意识到自己不仅仅是有点与众不同。我需要正视我所有的问题，直到我承认，我需要从汤姆这里得到支持。当我逐渐摆脱了阿斯伯格综合征的束缚，我提醒自己不要过分依赖汤姆，不要在他面前崩溃，只有在自己困惑不安和处于人生的重大转折点时才依靠他。我拼命努力给汤姆我所能给予的东西，比如忠诚、诚实可靠。我们学着相互支持，虽然在这一过程中有东西把我们分开。

Pretending
to be
Normal

第六章

宝贝，你是我的礼物

哦，我的上帝！

基于真实故事改编的情景剧。

地点：医院超声科。

人物：一名超声波科室医生，一名护士，一名阿斯伯格准妈妈和一名紧张的准爸爸。

情节：一对普通夫妇和一位产科医生，孕妇正在做超声波检查。

医生：开始啦。可能有点凉（把润滑剂擦在准妈妈的肚子上，并开始用超声探头检查），好了，我已经看到了。这里有一个脑袋（停下来，深呼吸），这里还有一个脑袋。

准妈妈：两个头？你看到两个头吗？宝宝有两个脑袋？（准妈妈喘着气，眼里满是恐惧，看着丈夫紧张得快要滑到地上）。

医生：孩子他爸？孩子他爸你还好吗？（向外面大声喊）我需要帮助，孩子爸爸晕倒了。

护士进门，帮助紧张的丈夫坐起来，他喘了口气。

准妈妈：天啊，我不相信我的宝宝有两个头！（她开始不由自主地颤抖）。

医生：两个头？当然不是。你不知道你怀了一对双胞胎吗？

准妈妈：双胞胎吗？哦，我的上帝！

全剧终

人们都说事实的真相比小说更不可思议，而如果说在我的生活中，也有这方面的迹象的话，我不得不说，我同意这种说法。确实，如果上述简短的情景剧在我的现实生活中上演的话，我确实会相信我的宝贝有两个脑袋。在过去的十二年里，我感觉自己仿佛处在一个混乱的世界里，在理想和现实之间徘徊。在我家里，我的孩子们在很多时候是我的行为榜样，就像我对他们言传身教一样。我给孩子们制定为人处世的规则，同时孩子们给我示范我应该在公共场合如何说话做事。事实上，他们经常带领我通过社交"竞技场"，我知道，如果没有他们的帮助，我很可能会迷路，不管是现实中真正的迷路，还是比喻意义上的迷路。孩子们用他们的存在逼我进入现实的世界，而在他们降生之前我对这个世界毫无感知。我很关心他们是否得到了良好的照顾，是否受到良好的教育，是否感到幸福，以及在所有其他方面是否心满意足。我试着尽我所能，随时随地控制自己的一言一行，我努力做一个正常的妈妈。

努力做好母亲的角色让我最大程度上成为一个正常人，但偶尔也有让人难以接受的挑战。但我不能面对对阿斯伯格妈妈构成挑战的事情时就高喊："天啊，我是一个失败者！"不，我不能就这样被击败。

我的女儿们的每个成长阶段对我来说都是新鲜的、陌生的。就当我认为我已经掌握了一些经验时，对我的另一些要求和期望又会浮出水面，这让我手忙脚乱。我发现并不是只有我一个人有这样的问题。我碰到的爸爸妈妈都有着相同的抱怨、共同的困惑和失误，而他们却没有遇到我有的烦恼和麻烦。我的问题对他们来说是陌生的，就如同他们的问题对我来说一样陌生。这曾经让我非常不解。在过去这让我觉得我不能成为一名合格的母亲。现在我了解了更多关于阿斯伯格的知识后，我对自己不再那么苛刻了，也不再像以前那样爱挑剔。最后，我能和其他家长谈论他们的家庭教育，我发现我与他们之间至少有一个相似之处：我们都喜欢我们的孩子，但我们可以不必喜欢孩子们的一切。

我很高兴听到其他家长承认把他们的小婴儿从医院接回来之后他们会恶心反胃，耳朵疼。这让我的不能忍受也看起来正常一点儿。只是一点点，不是很多。我从和其他的新晋爸爸妈妈聊天中得知，他们也为婴儿的整夜啼哭而心烦意乱，但没有人有我这样强烈的情绪反应。他们会告诉我类似的话："当然没有比打湿的尿布更糟糕的事情了！"或是"孩子的整夜哭闹让我发疯！"仅此而已。他们告诉我他们的感受："哦，这让我感到讨厌。真让我紧张。"我坐在那里，期待听到更多，但我从未听到过。在我看来我的经历可能和所有普通的父母不一样。

事实上，几乎所有新手妈妈所遭遇到的事情都可能让我的感觉系统失控，甚至连最简单的和最微小的事件都能让我不再冷静。在我第一个孩子出生时，我对之后的养育计划有自己的想法，麻烦在于，我并不同意婴儿用品商店关于养宝宝的理念。例如，为什么用蜡笔？为什么很多育儿的辅助设备的颜色看起来像是笼罩了一层粉笔灰？我不喜欢蜡笔。我把我整个家喷上了明亮的颜色。两周后，我又把家粉刷成一水的深色调。每次我走进一个我不喜欢的白色调的房间时，我都想吐，头痛不已，这让我感觉讨厌、恶心、别扭。我能够忍受小块儿的白颜色，但我不喜欢沉浸在这种白颜色中的感觉，仿佛自己就像是被白色淹没了。

当我最终找到自己喜欢的家具和床上用品之后，我的麻烦并没有结束。一些新的麻烦展现在我面前，其令人厌烦的程度并不比之前的更轻。我一直都会注意对称性的问题。婴儿用品通常都是圆的，毫无疑问，因为锋利的边缘会伤害到婴儿的小身体。我的理智理解和欣赏这种设计，但我的情感并不喜欢这种外观。我总是寻找方形和三角形的用品。

要找到合适的窗帘和墙上挂件也同样令人烦恼。我必须再一次面对淡淡的颜色，忍受复杂的图案，而且现在我还要面对它们的质地纹理。我不喜欢触摸原木，虽然我喜欢闻它的味道，我也不喜欢磨得太光滑的木头。我喜欢那种打着清漆、没有完全砂光的木头家具和木地板。我喜欢能够承受强压的家具，而不喜欢那种看上去一坐就破的东西。我喜欢制作精良的棉制品、有凸起纹理的绒布和粗糙的天鹅绒。当我触摸缎面、聚酯纤维、尼龙、原色麻和毛纱线的时候我的手指会缩回来。我不会躺在那种广告宣传"轻如空气"或是那种重得踢不动的毯子下面。那种中等重量、有着细微的结节的纤维织物让我感觉舒服。除此之外的东西都让我起鸡皮疙瘩。我不确定我的宝宝在这方面会不会和我一样，但我知道，如果我要触碰他们接触的布料，我必须选择我喜欢的种类。我搞定了上述所说的一切，我确实把我女儿的房间装饰得温暖舒适，虽然我并没有找到可以让我妈妈做窗帘的布料和用白棉花做的被子。这对我是一个安慰，我可以集中精力养育宝宝了。

我讨厌移动的物体。每次看到旋转木马，或是开车越过山头，或是开车时转弯过快，我的胃就会很不舒服。当我有了孩子，我很快发现我在前庭系统[1]方面的障碍不仅表现在玩某些游乐项目方面和开车方面，我不知道该怎么摇宝宝。我可以摆动自己的身体，甚至坐在摇椅上大幅度地前后摆动，来安慰哭泣的孩子，如果这让我感觉恶心，我会站起来微微摇摆。

令人惊讶的是，我可以忍受我的宝宝发出的噪音。我不喜欢玩具发出的叮当声和孩子的哭声，但我可以忍耐。我猜想这是因为我更多地在找出哭的原因，而不是关注孩子哭本身。

我的父亲总是告诉我，试着转移自己的注意力，不要总是沉浸在自己的烦恼里或是担心的事情上。他非常了解我。"我的孩子哭，可能是因为他们病得厉害"，这种想法让其他的想法和担心迅速离开了我的脑海。

有时候，当一天结束的时候，我会担心我的孩子们过得不开心，但每天清晨醒来的时候我都告诉自己，我会努力做最好的自己，给孩子们展现我最好的一面。回忆起早年的时光，在我听到"阿斯伯格综合征"这个词之前，我以不同寻常的方式回应这个世界，但我从来没告诉自己这将意味着我不能成为一个慈爱的好母亲。我是一个与众不同的母亲，是我女儿的妈妈，而且我确定，她们可以从我这里得到她们需要的照顾。当我看到育儿书中似乎暗示只有一种做妈妈的方式、只有一种方式去爱孩子的时候，我把育儿书扔到了一边。

当女儿们长大一点儿后，从地平线上闪出一道明亮的光，几乎

1　前庭系统，作用于人自身的平衡感和空间感，对于人的运动和平衡能力起关键性的作用。它和听觉系统的一部分——耳蜗一起构成了内耳迷路，位于内耳的前庭。由于人的运动由旋转和平移两种方式组成，前庭系统也由两个部分组成：半规管系统，感知旋转动作；耳石，感知直线加速。

照亮了我的每一个阿斯伯格综合征特征。虽然我可以找到掩饰我在感觉统合方面问题的方法，但我却不能逃避那些如影随形的阿斯伯格特征。在家的时候，我能做很多事情来控制自己最明显的阿斯伯格特征。我能控制环境，避开让我烦恼的东西，或者忽略那些我还没有学会控制的问题。至少，如果有无法克服或无法忽视的障碍发生，我能依靠我的丈夫来帮助我脱离困境。但我的丈夫并不总是和我在一起。如果我独自外出，或者外界太多的图像和信息向我扑面而来令我心烦意乱的时候，我就会有失控的风险。我的语言表达会变得混乱，我的面部表情会变得太夸张，我的思维会变得过于僵硬，我的脾气会变得粗鲁不堪。

有时周围的环境会给我带来很大的压力和风险，我认为我的家人是一个封闭的整体，当人们似乎并不理解我对我的孩子和我的丈夫的保护欲的时候，我很容易心烦意乱。我从不干涉其他家庭的生活节奏，而且我也期望别人尊重我们家的隐私，我的期望常常落空，这让我非常烦恼。在有孩子之前，我和我的丈夫对我们周围的环境有完全的掌控。如果有朋友来拜访而我们不想和他们玩，我们可以假装我们不在家。如果我们走进一家餐厅，发现它太拥挤，我们就离开。如果有人想要占用我们太多的时间，我们就不接电话。如果外面的事物变得不可掌控，我们就把它屏蔽在我们的世界之外。我们从未故意没有礼貌，我们只是想对自己的内心诚实。

当我们有了孩子后，我们的隐私消失了。我们关闭的房门被打开了，我们安静散步的街区成为了孩子们的乐园。家里的电话常常响个不停，直到有人接为止。人们不时敲我们的门，透过窗户向屋里窥视，挥舞着手臂等待我们迎接他们。

　　对此我常常报以微笑，因为我不知道该怎么做。我和他们瞎扯闲聊，谈笑风生，给他们倒柠檬水，给他们准备饼干，为我的孩子们和他们的朋友的聚会进行精心准备。我通过观察邻居的言谈举止学习社交技巧，就仿佛阅读一本"实用指南"。唯一的问题是，这本书是不完整的。这本书告诉了我该做什么，但没有告诉我不要做什么。我不知道当孩子们太吵的时候如何制止他们；当我无话可说的时候如何结束谈话；当我想独处的时候如何表达出我的意愿。我的情绪并不稳定，内心如雾笼罩。我知道我需要一些人情往来，但在满足这些需求的同时不得不降低我自己的需求。我可以回家锁上房门，但我的孩子们想让他们的朋友来玩。我可以忽略其他人，但这会让我的家人尴尬。我可以拒绝友谊，但这会让我的家人孤独。我不知道如何优雅地退出或给出微妙的提示。我不知道怎样去做转换。我不知道如何把我女儿们的需要和我自己的需要分开，却不破坏我们的母女关系。

　　孩子们需要一个团队的帮助才能健康成长，受到教育，生活幸福和被社会接受。这个现实让我感觉不轻松，但我很清楚，我需要学会适应。这个团队中的一些成员比如医生，对我来说就比较容易沟通。医生们不会闲聊，他们会直奔主题，帮助需要帮助的人。学校的事是最让我讨厌的，即使是听起来最简单的事情也会令我困惑半天，比如，计划一次班级聚会究竟是什么意思？没有任何精确的指导内容，我不知道该什么做，却有很多疑问，需要准备节目吗？是些什么节目呢？我需要准备零食吗，还是要准备一些营养丰富的主食？我需要询问其他父母的意见吗？我应该邀请他们参加吗？我不知道从哪里开始，更糟的是，我也不知道如何结束。这个经历对我来说是可怕的。我担心其他人会发现我不一样的个性，所以我也非常难以开口向其他人询问该如何准备聚会。我发现我所观察的其他人好像天生就知道该怎么做，甚至是那些新妈妈。我知道，如果我承认我的无知或说出自己的想法，我的孩子们可能会感到尴尬。毕竟，谁想有一个无知的妈妈呢？

我尤其记得，在我大女儿上小学的时候，有一次万圣节派对，我的丈夫和我也像许多其他的父母一样，去为晚会助兴，我们第一个到达了会场，舒适地坐在教室后面，开心地当观众。我一直感到开心而平静。与老人和小孩待在一起对我来说并不难。他们对我的特立独行通常很宽容，总是能接受我，尽管我有一些弱点。汤姆和我与孩子们交谈，对老师微笑，我们玩得很开心。在其他家长到来之前，一切都很好。等其他的妈妈爸爸走了进来，我清楚地意识到我犯了一个错误。他们都穿着万圣节的奇装异服，而我们忘了。为什么他们都知道要穿万圣节的衣服而我们不知道呢？我做着最坏的打算。他们是否有一个私人俱乐部，其成员只包括能背诵神秘的饼干配方的人？我们的名字会在每个万圣节被提起吗？我们是唯一穿着家常衣服参加万圣节活动的人吗？我好几天都沉迷在这种担心里，直到我丈夫最终说服了我，让我相信自己并没有失礼。但我永远不会忘记当我的女儿跑向我们，问我们为什么不像其他妈妈和爸爸那样穿万圣节的衣服时我的不知所措。

生活一如既往地继续着，我仍然是有阿斯伯格综合征的妈妈。我们都会问自己如何才能做得更好，我们都会犯错误。我永远不会知道该做什么，或该如何为人处世。我慢慢地结交了一些好朋友，从他们那里我得到建议和帮助，他们会尽其所能地保护我，而从来不会嘲笑我或者误导我。

　　我的育儿问题之一是我不会分析概括信息，从而去处理具体的情况。只有在两种情况下，我能很好地解决问题：一种情况是没有实际意义上的正确或错误的答案，例如当我创作故事的时候；另一种情况是有非常明确的答案，例如我进行设计和研究的时候。当有许多不确定的因素诸如人情、社会习俗、隐秘的意图和个人偏见等会影响实际的情况时，我就不知道该怎么办了。与孩子有关的大多数事情，都包括我不容易识别的变量。不幸的是，这意味着我不是意志坚定的妈妈。我花了太多时间来分析和反思，应该对我孩子的行为有什么样的反应。我有我的原则，但似乎我的女儿总是能找到新的途径来破坏它。每次当女儿破坏了我的原则的时候我都需要从头再去寻找解决问题的办法。我敢肯定这让孩子们感到不安，他们很清楚我什么时候会生气，但他们不能预测我会怎么惩罚他们。

　　在我絮絮叨叨描述的种种尴尬的时刻中，有一件事尤其异乎寻常，即使是对接受我的阿斯伯格综合征的朋友也是如此。有一天下午，我没注意时间，等我发现时，去幼儿园接我的双胞胎女儿已经快迟到了。我开车奔向幼儿园，几乎违章了。我到达教学楼，跑向教室，路人困惑地注视着我。我知道跑过学校大厅不是很恰当，但我当时顾不上了，我已经让我的女儿们等了很久。最后我找到了我的双胞胎，她们正在平静地和老师交谈，这让我放心了很多。我放慢脚步走向她们，让她们有时间结束对话。当老师们看见我的时候，他们的嘴张得越来越宽，眼睛瞪得大大的，继而开怀大笑。我的女儿们转过身来看老师们在笑什么，但当她们看到我的时候，她们的表情变得很严肃。她们看着我的样子，仿佛她们之前从未见过我。我不能理解她们的表情。我不知道为什么老师们都在笑而我的女儿们惊呆了。困惑中，我问一个老师有什么不对劲。她哈哈大笑，回答道："因为你是这个样子。"我还是迷惑不解，这时我的一个女儿喊道："妈妈你怎么了？！"而另一个女儿却觉得无话可说。我知道，我又犯了一个错误。当我从理发店跑出来时，我知道自己正在做头发，形象不佳，但我没意识到别人看到我这样会惊愕不已。我想不到自己的样子看起来这么可怕。看到周围人的反应我非常惊讶。那一刻对我来说，唯一重要的事就是尽快接到女儿。我的头发上是否还黏着红色的染发膏并不重要，但这对我的女儿们来说就是另外一码事了。我的一个女儿一路哭回家，而另一个不断告诉我她是多么的愤怒。我当时做了我唯一能做的事，我向女儿们道了歉，告诉她们我不是故意让她们难堪的。

我很担心自己对女儿的自尊心和幸福感的影响，我不希望她们生活在焦虑和耻辱中。为了她们，我努力做回一个正常人，即使内心伤痕累累。我很难过，我没有鼓励她们结交更多朋友，我不能辅导她们的数学作业和拼写作业。我很遗憾，不能轻松地和我女儿朋友的父母闲聊。当自己手足无措的时候，我很羞愧。我非常不喜欢听到自己对她们说"安静"、"停止"、"慢下来"、"我跟不上"、"不要一次对我说太多话"，而此时女儿们只是快乐兴奋地与我分享她们的生活。每次我意识到我的女儿们教会我的比我教会她们的还要多的时候，我都很憎恶自己。

我知道做有阿斯伯格综合征妈妈的小孩也不容易。我经常非常强势、直率；高声大气地说话，无视孩子们的反应。我说错话，用太多的比喻，声音太大，语速太快。我做出最不寻常的请求，不顾后果地评论一切，总是听不懂别人的弦外之音，常常被他人的语言和行为困扰，而我通常是那个最不得要领的人。我试图改头换面以新形象示人，当然，这需要时间。我学着找到合适的方式，用其他人能够理解的语言解释我是怎样的一个人。

幸运的是，诚实和直率是阿斯伯格人士的优点。当我们想到什么的时候，我们总是脱口而出。虽然这可能会让我们的谈话对象感到非常尴尬，但这也不失为一件好事。例如，我从来没有让我的孩子们去猜测我在想什么，我经常把我想的事情大声说出来，虽然这往往使她们很沮丧。然而，我们一直在建立我们之间的联系，并且这关系在不断变化，不断成长。

我曾经希望我能够随时随地向我的孩子们展现我最好的一面，我希望她们把我看作可以依靠的榜样。但情况变了，最终是母亲常常依赖孩子们的判断和指导。我把孩子们当作知己和密友。我让她们帮我找到商场的出口，带领我穿过繁忙的人群，在我焦虑的时候握住我的手，在没有人想听我接着说话的时候提醒我该住口了。令人惊讶的是，她们从没让我失望。她们泰然自若地接受了我的请求，就跟我要求她们收拾鞋子或洗碗一样自然。

我想我的女儿们一定认为我在不断进步。我很高兴，我想告诉她们，人可以犯错误，完美也不是幸福的关键，要有自信。我想教会她们面对怀疑时要坚韧不拔和有勇气，要对实现梦想充满希望。我想向她们展示个性和言论自由是值得争取的，要找寻自我。我想让她们学会接纳与同情，要宽容。我想让她们学会发现他人的优点和找回她们自己内心的平安。

过往的这些日子我和我的家人沿着平凡的道路走向相互尊重和真诚的支持。当然我们之间有争论，有烦恼，也说过一些我们希望永远没有说出口的伤人的话语。但这没有什么好奇怪的。即使有阿斯伯格综合征的存在，我们之间的关系也没有变得不寻常。我们知道我们之间还有许多需要互相理解的地方，还有许多东西需要相互学习。一路走来，我们学着不要把我们的身份作为借口，也试着不要成为另外一个人。我们正在努力成为一个非常温暖的家庭，而这就是我们需要学习的。

Pretending
to be
Normal

第七章

沉淀时间

> 我希望有一天，我可以看起来和其他人一样，
>
> 我无须伪装。
>
> 我可以和其他人融洽相处，
>
> 不再试图隐藏。
>
> 我开始悦纳自己，
>
> 可以轻松自然地拥抱我去过的地方、我遇见的人。
>
> 我有了发自心底的快乐，
>
> 我希望在我身后
>
> 留下一些有价值的、安全可靠的东西。

在我最小的女儿出生之前，我就知道她是一个特别的孩子。她胎动得太厉害，她太焦躁，从不像她的两个姐姐那样安静。果然，我在生她时是难产，而生她的姐姐时很顺利。当时她是后臀位，医生令她的胎位变得正常，使我得以顺产。我迫不及待地想看到这个孩子。医生把她举到我跟前让我看了看她，但只看了一眼。"是个女孩。"我听到医生说道。我看到了一个柔软的、毫无生气的婴儿。几分钟后，护士把她带去了我看不见的一个房间。每个人都试图安慰我，让我不要害怕，搪塞我的问题。虽然双胞胎中的老大依偎在我的臂弯里，健康而强壮，我感到快乐和欢喜，但同时我还是很担心另一个孩子。我一直在追问另一个孩子出了什么问题，护士向我保证她只是遇到了一点儿小小的挑战，需要细心看护。我度过了生命中最漫长的时光，直到很久之后，具体多长时间我记不清

了，人们把她抱回来了。她的气色没有她的双胞胎姐姐好，动作很慢，声音也很小。虽然她们出生时的体重几乎相同，但她看起来比她的姐姐更小、更虚弱。我特别的孩子以非常特殊的方式开始了她的生活，我唯一能做的就是抱紧她，告诉她我爱她。

医生从来没有提到她可能有神经系统方面的问题，她可能发育迟缓或是有任何方面的不正常。他们从来没提过孤独症谱系障碍，他们告诉我她一切正常。我和我的丈夫养育这个孩子的方式就和养育她的双胞胎姐姐一样。但在我的内心深处一直有一个声音不停地低语着，告诉我这是一个特别的孩子。六年之后，这个低语变成了咆哮，永远改变了我的世界。

除了我，其他外人其实都看不出这两个双胞胎女儿发育上的差异，但实际上非常明显。双胞胎中的老大用她的安静、甜蜜的羞涩抓住了我们的心，而我们这个最小的孩子用她的活力、她的强烈欲望和她顽强的意志博得了我们的欢心。生活以忙碌的步伐继续往前走，我们享受着和孩子们在一起的每一分钟，努力工作，经营家庭，一切都有条不紊，一切都安静平和。在大多数情况下，这对双胞胎姐妹像其他孩子让他们的父母困惑一样也让我们困惑，我们试图从容应对每一个重大的事件，泰然自若地面对所有让人心慌意乱的事情。但直到双胞胎姐妹开始上学前班，我才找到可以倾诉的人，告诉他我最小的女儿确实有些与众不同。

一开始，我试图说服自己小女儿是因为婴幼儿时期的多次耳部感染导致听觉缺失。我们当地的家庭教育指导师莎伦也同意我的观点。其他人都对我说，我只是养了一个任性的孩子。他们告诉我，我女儿就像她爸爸一样固执，或是像她的妈妈一样头脑冷静。这些善意的说辞没有打动我。莎伦和我继续怀疑是有其他的问题存在，最后，她建议我们带小女儿去语言和听力诊所。就像我曾经怀疑的那样，经检查她确实发育迟缓，通过测试显示她有轻微的听力缺失，听觉分辨能力较弱，这让她很难区分不同的声音。虽然这不是我们收到的最糟糕的消息，但我们需要面对它。医生建议我们让孩子参加语音清晰度训练课程，一年后再重新评估她的听力水平。

　　我开始公开表现出我对小女儿的担忧，但没有人理解我。人们把我的担心当作偏执和悲观的表现。女儿参加训练课程两年之后，她的思维方式依然被某种看不见的乌云困扰着。我坚持认为无论她看起来多么正常，不管她的成绩有多好，但她的不同之处或早或迟都需要重视。直觉上，我知道她在尽最大努力不让自己越界，不要陷入完全的混乱。然而，我不知道如何帮助她避免跌入深渊；我不知道应该怎么给予她我的父亲曾经给予我的帮助——我父亲自然而然地做到了。我对自己很失望，我缺乏我父亲的专注力和良好的组织能力，以及他的耐心和自律。我知道自己做不到我父亲为我做的那些……没有他人的帮助，我没有能力让我的女儿变得正常。问题是，我不知道去哪里寻求帮助。幸运的是，我的一个朋友知道。

　　一天晚上，在精疲力尽地应付了女儿一天后，我和我的朋友莎拉聊天，她是一个很好的听众。我谈起小女儿正在经历的问题，我帮助不了她，也不知道她真正需要什么。我向莎拉解释，她经常心烦意乱，很难冷静下来。在某些特定的地方，她不能控制自己，比如拥挤的商店、嘈杂的学校或喧闹的餐厅。我告诉莎拉，女儿似乎从未理解过我的指令。她拒绝穿某件衣服，不洗头发，不刷牙。我抱怨说，她看上去如此聪明，做事却缺乏逻辑。她几乎没有朋友，也缺少社交技能。莎拉认真地听，不时点点头，从不打断我。我知道她也不能做什么来帮助我的女儿，但有人愿意认真听我的担忧，而不是当我在胡言乱语，对我来说就已经是很大的慰藉了。当我说完了想说的一切，莎拉问了我一个我从未被问过的问题，她问我是否曾经听说过阿斯伯格综合征。

我立刻着手去搜寻所有我能找到的和阿斯伯格综合征有关的信息，就仿佛缺氧状态下的我突然获得了氧气一样。暴风雨过去了，这些信息给出了答案，解释了我和女儿究竟是为什么与众不同，一切终于水落石出。我开始重新拼凑出一个完整的自己。第一次，我开始公开自信地谈起，理解其他人的聊天内容对我是多么困难；分辨各种不同的声音是多么不容易；超负荷是一种什么样的感觉体验，而我讲得最多的是，我是如何容易被激怒以及压制冲动的想法和行为是如何困难。对此大多数人告诉我，我只是压力太大了，或是受到心理因素的影响。他们说阿斯伯格综合征和赶时髦是一样的，来得快去得也快。有人告诉我，要放松，事实上我和女儿跟其他人一样，没什么不同。

我对这些说法反应强烈，因为这些说法暗示我和女儿在寻求关注，为自己的行为和心灵挣扎找借口。为什么？为什么没有人相信我的话？为什么这么多人反对我？为什么我的观察结论不受重视，被认为不重要、不可靠呢？这一切是为什么呢？

在莎拉的帮助下，我来到堪萨斯大学儿童发展中心，得到了答案。就如我希望的那样，我遇到了阿斯伯格综合征领域的专家，他们认真对待我的意见和担忧。我的女儿被安排做了一系列的测试，这些测试能够测出她是真有神经系统方面的问题，还是"和其他人一样"。终于能知晓事情的真相，是多么让人释然。

在为期两天的评估到来之前，时间仿佛停止了，虽然测试真正开始后时间过得很快！看到女儿做测试，我的心怦怦直跳。女儿的测试结果显现出她和我的本来面目。我丈夫哭了，他的心都碎了，这个女儿是让他如此困惑。我的脸上也满是泪水，但我并不伤心，我愿意接纳真实的自我，同时觉得前途仍然充满希望。我知道，尽管这可能不是一幅其他人觉得美丽甚至愿意接受的图画，但这是我们的图画，对我们来说，它是完美的。这么多年来我所有的不安全感和挫折感开始慢慢消失。这一切不是我想象出来的，我确实和其他人不一样，我的小女儿也是。与众不同，不是坏事，也不是错误。我理解丈夫的眼泪和他对女儿未来的担忧，但我不担心。我知道阿斯伯格人士的世界是什么样的，而这将帮助我的女儿跨过生活中的种种困难。总而言之，我们会找到一切问题的答案。

我最终到达了终点，终于结束了——我终于不用再假装和其他人一样。我之前的大半辈子都在乱兜圈子，但现在我充满了自信，我和女儿要尽我们所能回应我们内心的呼召。我接受了我自己，我可能是一个古怪的妈妈、一个独特的妻子，这也很好，我需要做的，是找到自己的路，做最好的自己。

我提醒自己，我的每个孩子都是独一无二的，所以我也可以灵活变通，给予每个孩子她需要的。虽然我会犯错误，但如果我对我的女儿足够坦率，这些错误的影响就可以被淡化。许多时候，养育阿斯伯格小孩也并不是很难，我知道该如何给她指明前进的道路。我试着把那些我用来适应日常生活的小技巧也传授给她，教她在公共场合戴耳塞或是在明亮的光线下戴太阳镜；教她当她感觉可能会说出粗鲁或伤人的话语时紧咬双唇。毫不奇怪，比起七岁的她我更有经验，我能在公共场合自然而然地戴上耳塞；在室内甚至是晚上戴上墨镜；我喜欢自言自语，尽管现在我知道这并不是一个为人接受的行为；我在公共场所经常会对炫目的光线、刺耳的声音、刺鼻的气味和其他人讨厌的行为感到烦恼；我早就放弃了试图记住或理解没有具体形象的内容；我现在也不再因为听不明白笑话或其他人复杂的逻辑而感到抱歉。我习惯了做自己，但现在我已人到中年，希望自己可以帮助小女儿掌握她自己的应对技巧，从而过上比较舒心的生活。

我现在知道，她适应社会的方式会和我有很大的不同，因为比起我在她这个年龄时的所作所为，她比我更有自知之明。我当时无忧无虑地沉浸在我自己的世界中。但同时，我没有兄弟姐妹可以比较，也没有现成的行为准则可以依靠。对于如何为人处世、穿衣打扮，我有绝对的自由。直到多年以后，我才意识到自己和其他人是不同的，才能体会到小女儿现在的年纪能体会的感觉。她经常为自己感到羞愧和困惑。当她感觉自己看起来或做事情做得与众不同的时候，她会不好意思。多数时候她能通过和其他人的比较意识到自己的不同。她常常无法抑制自己的行为，将自己的想法脱口而出。我开始试着教她在公共场合该如何言谈举止，如何理解抽象的语言，不要太直言不讳，不要自以为是，要找到折中的方法。这对我很困难，因为我希望她体会到我曾经体会过的自由，但我为此吃过苦头。我不希望她因为自己的诚实而感到羞愧；我希望她面对权威能高昂着头，向所有愿意听的人大声喊出："我没必要成为和你一样的人！我没必要在你做愚蠢的事情时微笑！我没必要在快要窒息的时候随波逐流！我可以在心烦意乱的时候选择抽身离开！你应该尊重我的决定！"但同时，我也知道，如果她想获得内心完全的宁静，如果她想在这个排斥异己的社会里得到成功的机会，我必须教会她我所知道的一切，甚至更多……

　　与我的有阿斯伯格综合征的女儿生活在一起充满挑战，但无论如何，我觉得小女儿是最了解我的人。我们共同的特质让我们紧密地联系在一起。我预先就知道她会对哪些特定的环境感到不安，不喜欢哪些人的风格或是行为举止，哪些评论会让她困惑。我看着她，知道她在想些什么而她也会流露出"妈妈，你能理解我的想法"的表情。有时我感觉这样不好，她似乎只亲近我，而不太理会她的父亲和她的姐姐们。他们竭尽全力地想去理解，但我很确信，为此他们能做的不多，因为他们三个太"正常"了。我的丈夫总是努力在小女儿犯下错误之前先行一步，尽量让她感觉不那么糟糕。在大多数情况下，我们可以帮助她解决对他人言语的误解和社交问题。我们可以提前警告她，不要大声评判他人，我们可以在带她去某地之前给她"打预防针"，提前让她知晓她会看到什么、触摸到什么、闻到什么、听到什么、尝到什么和要做什么。同样，当她太过困惑或沮丧的时候，我们鼓励她。当她不知道该把眼睛往哪里望的时候，我们可以提醒她戴上耳塞或闭上眼睛；当她需要释放一些紧张能量的时候，我们会递给她一个可以挤压的柔软的球，我们甚至告诉她一些可以讨论的安全的话题并教她一些恰到好处的习语和笑话，在聊天的时候可以用到。这些技能都很重要，但有一样我们真的帮不了她，即如何令她找到自我以及定义自己的身份，而这是她必须要自己做到的，随着时间的流逝，我相信她做得到。

　　渐渐地，我发现我的女儿正试图找到新的应对方法。这真令人高兴。每次她尝试什么新事物，学习什么新技能，让自己冷静下来或是结交新朋友，我们就像她赢得了一个大奖那样为她自豪。有一天，我们在一个非常拥挤的商店购物，她让我把她放在一个购物手推车里并用买来的各种东西把她遮起来，这让我有些为难，但我还是这样做了，我们继续购物，脸不红心不跳，一切顺利，直到碰到收银员，她看到我女儿在堆满货物的手推车里面，立刻大声呵斥："她得马上出来！"

我女儿快速跳下了手推车，离开了陪伴她的苹果、牛奶、麦片、衣服、狗粮和其他一些东西。我当时不知道她的小脑瓜在想什么，我愤怒地转向收银员。在我打算高声羞辱她之前，我丈夫平静地开了口。他让我和女儿离开商店，他看了看我，把手放在我肩上，低声告诉我他会处理这件事，不会让我女儿难堪的。如果他没有和我们在一起的话，我肯定会大发雷霆——这也是我的阿斯伯格综合征所显现的最大问题。我们离开了商店，但我知道一些伤害已经形成。我的阿斯伯格女儿含泪看着我，紧紧地拥抱了我。她的姐姐们看着她，站在她旁边，仿佛随时准备和我一起加入保护她的战斗。我站在女儿们旁边，我们是同一条战壕的队友，对此我无比自豪和欣喜。我低头看着我那个吓坏了的满脸困惑的孩子，我弯下腰，紧紧地抱住她的肩膀，给她完全的支持，我说道："我很自豪，你能找到避免自己感官超载的方式，你没有做错任何事情，你不要为此而感到羞愧。任何时候只要你想你都可以用东西把自己遮起来。"

很明显，她不仅把我的话记在了心上，同时她也准备好了给那个收银员一点儿颜色看看——她和我共有的阿斯伯格综合征气质——她的爆脾气。她的愤怒，至少证明她没有放弃自己，而这是不容易的。太多的阿斯伯格人士迷失在一个充满挫折的自尊心受损的世界，在那个世界里很少有获得幸福的途径。我努力抓住每一个机会去奋斗，以示我的女儿和我自己只要有良好的意愿，我们同样可以创造美好的生活。

我经常告诉小女儿，满足自己的需求是正常的。我希望她知道，只要她觉得有需要，她可以走路的时候跺跺脚，以感受和大地的连接；她可以挤气球；她可以悄声告诉我某人是多么的奇怪；她可以从小狗而不是从朋友那里寻求慰藉；她可以击打拳击袋，甚至是大声叫喊；作为深爱她的父母，我们唯一的请求是她不要伤害自己或他人。只要在安全范围内，精神上和身体上我们都让她自由探索，每个探索都是对各种特殊状况的一种独特的适应。

根据我的亲身经历，我知道女儿的挣扎不会少，但我乐观地估计她会找到她自己的应对方式，就像我一样。我自豪于自己的个性特点，我的心和灵魂都是父母一手塑造的结果，那是我自信的源泉，我坚持做最好的自己。这些经验和教训我必须教给自己的孩子，如果我期望他们在社会中生存下来，并在和我一样的环境中茁壮成长。要充满自信地生活，实现自己的抱负和完成自己设定的目标。女儿们已经学会接受我的公众形象。她们提醒我不要在公共场合自言自语，不要高声说话，不要见人就谈论我的狗狗，不要离题万里地闲扯，不要在公园里捂着耳朵大喊："有几个正常人能忍受这些噪音！"不要捂着自己的鼻子尖叫："哦，这太臭了！"一直以来，她们从未忘记告诉我，尽管我有小怪癖和某些异于常人之处，但她们都爱我。

我确信我的家人永远爱我，亲切地对待我。我时常提醒女儿们，当她们不满意我的行为时可以随时告诉我，值得感激的是，她们听进了我的话，我不希望她们抓住我失误的把柄，从而在开玩笑的时候，有借口希望她们的妈妈更像其他人的妈妈。我向她们解释，每一个孩子都希望能够重新设计自己的父母，希望自己的妈妈像童话里的妈妈，这很正常，谁不是呢?

在这个过程中，我也试着慢慢向她们灌输更高的道德准则，这比礼貌和善良更难以做到。我希望女儿们能欣赏出现在她们生命中的每个人，我想让她们在内心深处认可所有人，而不仅仅是她们的母亲。只要我的家人能够理解我，我就很满足，而其他人的意见越来越不能左右我，我总是按着我自己的步调行走。如果我接触到的人在我解释我的所思所想、切身体会的时候拒绝相信我，我就会抽身远离他们，我相信，如果是我的朋友，就不会屏蔽我，也不会不相信我，他们会希望了解关于我的一切，这样他们就可以在我人到中年的时候重新认识我。另一方面，我会敞开心扉，向愿意聆听我心声的人一股脑地倾诉关于孤独症谱系障碍的一切，坦率，滔滔不绝。

当我回首往事，想起三十年前、二十年前，甚至是五年前，我发现我已不是当初的那个自己，在距离"正常人"的道路上我又进步不少，我会兴奋和乐观，我想我的经历说明了不离不弃的亲人和朋友的帮助及一系列适当的早期干预技术可以创造出无数的可能性。但我也知道，在本质上，我的阿斯伯格特征让我永远不会有机会过上更加主流化的生活。我的智商太高，我的创造性太强，我的家人和朋友对我太过包容，所以我没有其他选择。

从某些方面来说，我很高兴能找到最适合自己的生活方式，在生活中找到主流生活和阿斯伯格综合征之间的平衡点。换句话说，当我看清了我是谁，我是有些悲伤的，我常常会想，当我到达生命的这个阶段时，我应该摒弃生命中的哪些部分。如果我允许自己把独特的视角更多地倾注笔端，我会成为一个更好的作家吗？是不是有一本完美的、古怪的、超现实的书隐藏在我的特立独行之下，永远不会面世呢？如果我没有被教育和鼓励变得如现在这么合群，如果我没有这么努力地故作正常，我会有一个不同的但更令人满意的个性化的生活方式吗？

当然，我永远都不会知道。但我仍然不会忽视这些反思，因为这会帮助我记得每个人都有权利对什么是"正常"做出自己的理解，每个人都应该被给予极大的自由和尊重，不管他们选择成为一个什么样的人。

生活在孤独症谱系障碍的围墙之中可能是舒适、温暖和正确的，离群索居、行为怪异甚至直言不讳本身没有什么错误，讨厌某些感觉或是喜欢某些感觉没有什么可怕的。而"正常"这个词是一个相对的概念。我甚至有些嫉妒那些阿斯伯格特征比我更明显的人。我钦佩他们的与众不同，我赞赏他们的自信，我感谢他们的现实主义生活态度。我希望探讨孤独症谱系障碍的本质，我希望被孤独症影响的人们能够找到丰盛而美好的生命。也许到那时，他们不再是不可接受的人，不再是不受尊敬的人。

患有阿斯伯格综合征的人通常有创造性、聪明、有趣、多产，能通过多种方式学习。他们通常是善良、温暖、亲切、可爱、有趣的和愉快的人。像其他人一样，阿斯伯格人士有自身的困难，会失望，会沮丧。那些普通人习以为常的活动，比如购物、开车、学习、工作、拜访朋友，他们做起来常常不尽如人意，而不断寻求陌生人的帮助、朋友的支持、家人的指导也有损面子。

然而，无论如何艰难，我也并不希望阿斯伯格综合征会被治愈。

我希望治愈的是遍布我们生活中的常见病。人们总是把自己和完美、绝对的标准做比较，认为这才是正常，而任何人都不可能达到这些标准。我认为，一个更注重感情的社会，会主导我们的生活，我们会更看重想象力、好奇心、创造力、发明和创意，也许到那时，我们会在每个人身上找到平安与欢乐。

Pretending
to be
Normal

第八章

卸下伪装

> 正如此，我们握在手里的东西也会很快消失不见。
>
> 然后我们突然直面对方，看清我们的本质、我们可能成为的人。
>
> 有一天，如果我们幸运的话，我们能找到自己完整的灵魂，然后我们可以放心，我们已经努力做了最好的自己。

当《故作正常：与阿斯伯格综合征和平共处》于1999年出版的时候，我眼中的社会就如同被一个大铁丝网包围着。我可以把我的手指伸过铁丝网上的网眼，看见另一侧模糊的图像，努力透过紧密的铁丝网聆听墙内的谈话。但我却不能打破如此真实的、仿佛是铁链铸成的障碍。如果你阅读孤独症谱系上的人的博客和回忆录，你很快就会注意到我们中的大多数人总是游离在这个世界之外，总是尽最大努力去证明我们有潜力、善良，有可以进行创造性工作的各项技能。我们的一切努力只是为了能迈出第一步，进入普通人的世界。我们不断地敲门、辩解、斗争、贿赂、噘着嘴开玩笑、讨好他人、改过自新，以找到进入主流社会的道路，直到我们都筋疲力尽。或者我们找到方法，装出社会期待我们成为的样子。我们的优点多于缺点，我们有与众不同的思维方式，有时我们的行为不能为社会所接受，让大众困惑不已。我并不相信普罗大众对与众不同的人都不喜欢，我也不相信我们被边缘化是一个蓄谋已久的行为，但我确实认为，长久以来人们都不知道如何理解独一无二的个体，也不知道如何对待我们。回顾历史，你会发现，离经叛道的人都遭受过正式或潜在的迫害，有轻微的，有严重的。大多数人在人生的某个阶段都品尝过被嘲笑、被忽略、被藐视和被抛弃的滋味。煞费苦心地说出故作老练的言语和做出所有伪装并不能避免我成为一个局外人的命运，普通人迟早都能看穿我的外表，但是我坚持下来了。我学会了幽默，我在其他人取笑我之前先取笑自己。我像科学家一样研究其他人的言谈举止。我学着有一颗阿斯伯格的心，却有着普通人的外表。

《故作正常：与阿斯伯格综合征和平共处》出版的时候，媒体对整个孤独症谱系的关注及相关咨询研究还不多。我在恰当的时机写出了这本书。我讲出了我的故事，我希望它能与一小群读者产生共鸣，结果这本书居然成了畅销书。我得到热情的支持，这鼓励我继续讲出自己的故事给愿意聆听的读者。在过去几年里，相关的图书至少有三本，还有一些其他的短文章。自从我分享了我的回忆之后，周围的环境改变了很多，有些是好的，有些是不太好的。

《故作正常：与阿斯伯格综合征和平共处》出版后不久，我自己也被确诊患有阿斯伯格综合征。就如许多不知道自己患有阿斯伯格综合征的成年人一样，我们几乎花了数十年一直试图融入这所谓的正常的世界，我很高兴听到一个可信的心理学家告诉我，我的粗心大意、焦虑不安、迷迷糊糊和经常难受的胃确实是有神经生物学方面的原因。他的话"没错，你有阿斯伯格综合征"，给了我希望，也立即带走了我不断增长的担心自己陷入彻底疯狂的恐惧。现在托尼·阿特伍德博士形容我是一位有"残余阿斯伯格综合征"的女士，意思是说，我已经将自己的思维方式和很多行为改头换面了，以适应社会规范。但阿特伍德博士提醒说，残余状态也并不意味着我就能从此过上无压力、幸福快乐的生活。事实上，一只脚踏进普通人的世界，一只脚还停留在阿斯伯格世界，会令人非常紧张和疲惫。说实话，当我是一个彻头彻尾的阿斯伯格人士的时候通常很快乐。数十年来我决心将自己伪装成另一个人，而在这个过程中我确实也经历了许多美好愉快的事情，但这是有代价的。"伪装"耗费了我大量的时间，而这些时间我可以用来体验让我感觉最舒服的事情。我并不是说我应该忽略社会规范，而去做普通人讨厌的事。我喜欢认为自己是跨文化交流者——一个百分百阿斯伯格人士和半个普通人。我很高兴我能在两个世界自由切换。我希望我能和多年前遇到的挑战完全和解。我感到悔恨，那么多年来我一直在担心别人对自己的看法，而忘了我有权拥有自己的意见。我觉得可悲，对那些不值得我道歉的人一个劲儿地为自己"奇怪"的行为道歉，这些人其实应该为他们对待我的方式道歉。

现在我的身体更灵活，头脑更放空，但我怀念过去的那个自己。你理解吗？如果一切可以重来，我会自豪地做一名阿斯伯格人士，但同时也会寻求帮助，处理自己的焦虑状态、强迫性思维和感觉功能障碍，而不是一直拖到现在。一切都需要平衡，找到一个平衡点，这是我在五十多年的人生中学到的关键一课。

当我两脚都踏在阿斯伯格综合征的世界里，只用一只胳膊感受普通人的生活时，我感觉最平衡，这是我的个人平衡方式。我试着玩这个"努力和其他人一样"的平衡游戏，但我常常被绊住而跌倒。我不能代表其他在孤独症谱系上的人说话，但我建议他们珍惜自己的直觉、挑战能力，这样他们就可以做出最好的决定。

我知道，没有两个孤独症谱系上的人是一样的。我们都有不同的个性、优点、缺点、学习风格、背景和对未来的期望。对我来说，我喜欢我的阿斯伯格特征。我喜欢蜷缩在黑暗的、绝对安静的藏身之处，对此我毫不尴尬。我理解，诚实不一定适合每一个人，但我个人更倾向于完全敞开心扉，而不是保守秘密，我认为诚实是建立一个透明、真实的社会的基础。另一方面，我承认，当我听不懂笑话或抓不住别人说话的要点时，或是把电影里虚构的动物形象当成真实存在的时候，我会感觉尴尬和伤心。我现在对此更为释然。我告诉自己，虽然我已经五十四岁了，但思想有时仍然像个小女孩的，这也没什么，至少能说我依然年轻!

为了让我的论述公平，两方面兼顾，我应该也列举一些我的普通人行为（现在我是一个有残余阿斯伯格症状的阿斯伯格人士），但老实说，这些行为是后天习得的，是被迫的，而不是与生俱来的。比如，与他人的目光接触仍然让我紧张，我能做到，但并不意味着我享受这个过程；闲聊也是可行的，但是它让我感到乏味，更糟糕的是，这让我很焦虑。现在我可以很好地应对生活中的变化，但是我并不喜欢。我努力挖掘普通人生活各方面的关键点，但我并不觉得这有多诱人。很多时候我都想飞回我的阿斯伯格星球，当我想这样做的时候，我确保我会在一个安全的地方，周围是理解我心声的人，周围的人和我处于同一条战壕。很幸运，我发现了这样的地方，那些人欣赏我的最特别的阿斯伯格特质——我的特殊兴趣。

一个特殊的兴趣有着神奇的力量。作为奖励，它可以让一个不守规矩的孩子表现良好；它可以帮助阿斯伯格人士结交有相同兴趣的朋友；它可以同时满足人们对求知和平静的需要。就如天宝·葛兰汀常常提醒我们的，一种可以持续的兴趣可能带来一份愉快的工作。事实上，对我来说这是真的。

当我写作《故作正常：与阿斯伯格综合征和平共处》的时候，我是一名尽职尽责的大学兼职教师。对我来说，这是一份很棒的工作，但令我沮丧的是，我一直没有找到一个可晋升为终身职位的教职。从事语言心理学的研究，这是一个供应远远大于需求的领域。我喜欢教学工作，但是最终我不得不接受，要当上全职教授只是一个梦。辗转几年间，我在前途迷茫的自由作家和兼职孤独症领域方面的咨询工作之间摇摆。随后我将大部分时间用在我的孩子们身上，等她们考到驾照之后，就像巢中的雏鸟长大飞了出去。我陷入极度抑郁的情绪，绝望中我很难从床上爬起来，走出房门，这时，我丈夫鼓励我去骑马，这是在整个广阔的世界中我最喜欢的活动。对，是的，在我还是蹒跚学步的孩童时我就开始骑马，并在十一岁时拥有了我的第一匹马。我喜欢终日厮守在我亲爱的马旁边。如果你也是一名爱马人士，你会明白我的意思。无论你是有一匹马，或是一百零一匹马，即便是没有，马也永远是你生活的一部分。你可能会读关于马的书籍，收集关于马的艺术品，追随媒体上报道的关于马的故事，收藏有马的图案的珠宝首饰，使用与马的图案有关的日历和卡片。我一直是一个爱马的女孩，所以我很容易采纳了我丈夫的建议。很快，我买了一匹马，开始参加当地的节目，并在我买马的牲口棚工作。很快，这不能满足我了。我必须得有自己的牲口棚，我完全沉浸在马的世界里。现在，我是Kirkshire农场骄傲的主人，有二十八匹马，农场还可以对马术师进行培训和培养兽医。Kirkshire农场是我的避风港，在这里我可以缓解压力和抑郁，同时，它也是我的经济来源。

在我五十周岁之前的一个月，我的商业伙伴因为欠下债务而破产，我的女儿们都上了大学，我被医生怀疑得了结肠癌，而这些都还不是最大的打击，我的父亲——我的导师和最好的朋友——不幸跌倒受伤而去世。这永远改变了我的生活。我知道有一天我会失去他，但我无法想象当那一天来到的时候是多么糟糕。而那一天终于来了，我万念俱灰。我在客厅地板的床垫上躺了几个月。现在想来这一切仿佛旧日噩梦。我的马儿对我无条件的爱和善意慢慢地让我重新振作起来。

我不会承认，阿斯伯格综合征是我的长处，虽然我从不回避它，我试着有智慧地、在恰到好处的时候坦白我的阿斯伯格综合征。我有强烈的自我意识，对自己的内在感到满意，但我对在演讲或写作中公开宣称阿斯伯格综合征中好的部分还是有所顾虑的。我从来不把阿斯伯格综合征当作麦田里可以消失的农作物或枯萎的葡萄藤。我不敢说在我写《故作正常：与阿斯伯格综合征和平共处》的时候，我对自己是完全满意的。当社会对阿斯伯格综合征不接受的时候，人们很难认为阿斯伯格综合征是正常的。我写《故作正常：与阿斯伯格综合征和平共处》，是想说孤独症平权是一项权利而不是一项特权。从1999年至今，在孤独症的研究领域取得了许多进展，然而在我们的社区和我们的核心集团之间，抗争仍在持续，从某种意义上说，阿斯伯格人士的生活比起这个概念最初被学界发现的时候更复杂。事实上，阿斯伯格综合征已不再被列入美国的精神障碍诊断与统计手册（DSM-5）。这很可惜，这在我们努力更进一步地理解孤独症谱系障碍是一个整体的时候，是一个真正的倒退。现在学术界也在更激烈地辩论孤独症是应该治疗或必须治疗，还是不应治疗或不必治疗。而女性患者仍然缺乏诊断，得不到支持，更不用说一如既往地被误解。少数族群和经济状况低下的人仍然是弱势群体，在很大程度上得不到支持。老年孤独症人群比起青少年孤独症患者更不受重视。在世界上的许多地方，孤独症人士得不到任何支持，也看不到光明的未来。

阿斯伯格族群的进步是摇摆不定的，我们走到一起，并将继续一起走下去，努力创建安全、充实的生活。我们有许多值得感恩的地方。我们有卓越的见解和能力，这非常有助于使我们成为卓有成就的人。我意识到我们的工作远未完成。幸运的是，顽强的奉献精神是阿斯伯格人士与生俱来的品质，为此我心存感激。

第二部分

我想给你的建议

Pretending
to be
Normal

第一章

对那些在乎你的人解释你是谁

是否应该告诉其他人阿斯伯格人士与众不同的地方和他们面临的挑战，这在阿斯伯格社区内部仍有争论。那些选择隐瞒自己阿斯伯格特质的人往往可以找到创造性的方式来解决围绕在他们生活中的社会准则和教育体系的问题，但对许多人来说，尤其是那些受到阿斯伯格综合征深刻影响的人，可能更有效的方法是告知其他人关于阿斯伯格综合征的一般知识和自己的特殊需求。是否告诉每个人或某个人你的阿斯伯格综合征是个人的偏好问题。然而，如果想更好地融入社会，得到必要的社会支持，很可能在某个时刻你必须至少告诉一个小圈子的人，包括一些朋友、家人、老师和医生。当你想要告知他人你的阿斯伯格特质的时候，你需要考虑将下列事项作为谈话的准则。

"说出来"的好处

就我个人而言，我喜欢完全坦白。在坦白这个问题上，我从未犹豫过告知任何人我所知道的关于阿斯伯格的知识，以及它是怎样影响了我今天的生活。我深信如果人们不理解我的所思所想，人们对我的应对方式就不可能是真实有效的。例如，表面上我表现得急躁、爱出风头，花钱大手大脚，做事不遵循传统规范，但真实的情况是我一直在努力表现得友好和得体，只是有时外界不能辨识出我的努力。我的怪癖之处就像静电一样会干扰其他人和我顺利地沟通。如果我尽我所能告诉其他人我的弱点，努力消除其影响，让最好的自我展示出来，我相信，我的坦率会让我有机会和周围的人有更积极的联系，不管是商店里的陌生人或是我最亲密的朋友和家庭成员。

具体来说，下面列举出来的情况可能是坦白的理由。我想还有无数我没想到的理由。

1. 当你身边都是知道你情况的人，你不必努力隐藏自我刺激行为[1]、生气、敏感和其他阿斯伯格特质。他们会把你的这些行为举止当作阿斯伯格综合征的一部分。

2. 如果你告诉了其他人关于阿斯伯格综合征的知识，他们会更了解你的情况，更有力地支持你。

3. 公众越早了解到阿斯伯格综合征和它的表现，就能越早地、更广泛地接受和理解阿斯伯格综合征。

4. 如果人们知道你有阿斯伯格综合征，可能就不会强迫你做一些对你太有挑战性的事情，比如做一个老师的助手或代表一个团体在公共论坛上发言。

5. 朋友们会学着不再期待你对他们特别友好。

6. 给其他人解释了阿斯伯格综合征的特征，可以帮助他们识别其他还没有确诊的阿斯伯格人士。

7. 通过教育他人，分享有关阿斯伯格综合征的信息，你会更加悦纳自我，无论你是多么与众不同。

---

1 指我们在焦虑不安、感觉超负荷或疼痛难耐时，用特定的方式进行自我安抚，以便缓解不适、释放能量。

坦白的风险

虽然坦白是我的信念，但我承认有很多次，我希望我从未说过"阿斯伯格综合征"这个词。当我试着向陌生人、朋友甚至家人解释带着阿斯伯格症状生活的体验的时候，曾经好几次遇到了一些偏见和一些非常令我痛苦的误解。我希望我能说我理解他们在坦白方面的迟疑，我同情和关心他们，如果我像他们这样，我也能找到内心的安宁，但是，我不能这样。每次回忆起其他人的反应让我对"我是谁"感到沮丧、愤怒、尴尬或更糟的，为自己感到羞耻时，我都怒火中烧，然而，作为一名教育工作者、一名母亲和一个受阿斯伯格综合征影响的人，我觉得最好的选择还是坦白。

为了缓解因信息披露而产生的负面影响，我准备了一些应对方法。简而言之，根据我的谈话对象和我受困扰的程度，我可以用以下四种方法之一。例如，我发现我对熟知的人的负面反应容易大发雷霆。相比之下，我对那些我觉得不关心我的幸福或没办法理解阿斯伯格综合征的人的期望值比较低。考虑到这些，我决定：（一）放松，有耐心，希望我分享的信息最终得到尊重；（二）忽略负面的反应，提醒自己，我没有能力去改变其他人的想法；（三）随时提醒自己，愤怒不起任何作用，只会阻碍自我进步；（四）离开这个人。

无论我如何处理和我讨论阿斯伯格综合征的人的意见，我努力说服自己坦白的好处多过坏处。我告诉自己，不管发生了什么事，最终都要冷静地对待那些用粗鲁的行为或错误的言辞回应我好意的人。

如果你决定分享你所知道的关于阿斯伯格综合征的信息，你有可能遇到如下情景。

1. 对普通人来说，有阿斯伯格综合征的人是非常少见的，人们可能会认为阿斯伯格综合征没有什么挑战，而是这些阿斯伯格人士用最新的心理呓语来为那些可能不可接受的行为找借口。

2. 一旦人们了解了关于阿斯伯格综合征的一切，他们可能会把你排除在他们的社交聚会、社团活动、委员会、职员招募和其他群体活动之外。

3. 共享信息之后，人们可能会错误地认为你和其他或轻微或严重的有神经和心理发育障碍的人是一样的，因此混淆，不能正确地对待、支持你，以及对你心存不恰当的期望。

4. 一旦你意识到别人知道了，你可能会倾向于退出社会生活的圈子，同时，对其他人的批评和目光过分敏感。

决定告诉谁，如何告诉他们

当第一次发现自己与众不同的根本原因可能是有阿斯伯格综合征时，我恨不得告诉每个接触到我的人，我在他们面前一吐为快，但很快我意识到可能会有更令人满意的处理方式。这一路走来，我对不同的人用不同的告知方式，这取决于我们关系的远近，以及我认为他们会如何回应我的开诚布公。很简单，人分成两组：那些需要知道的和那些可能不需要知道的。我不认为我永远不会告诉任何人任何事，但我把它作为选择之一，以防万一。所有事情的最终决定权在你自己手上，很明显，在一些关系上面需要更多地敞开心扉。事实上，在某些人际关系中你需要告诉别人你是怎样的一个人，阿斯伯格综合征是如何影响你的。我罗列了下面这些"需要知道"的人和"不需要知道"

的人。

1. "需要知道"的人

A. 决定你的活动或前途的管理人员。这种人可能包括你的老师、雇主、运动教练，甚至警察。如果没有阿斯伯格综合征方面的知识，这些人将不太可能帮助你，满足你的需要，却很可能完全误解你的意图和想法。

B. 对你来说亲密、值得信赖、重要的人，也许是恋人、朋友、亲戚、室友或同事。这些与你亲密的熟人需要知道一点儿或大量的关于阿斯伯格综合征的知识，如果你希望他们欣赏你的与众不同并对你的个人喜好和生活方式持宽容态度。

C. 你想求助或寻求建议的人，如你的咨询师、你的社工和你的医生。如果他们了解关于阿斯伯格综合征的知识，就能更好地帮助你。

2. "不需要知道"的人

A. 偶尔接触到的陌生人，如销售人员、服务员、接待员、管理员或修理工。

B. 偶尔接触到的同学、同事，或你在健身房、在社区里碰到的人。

C. 不常联系的远房亲戚或老朋友。

D. 你的孩子的老师、朋友和孩子朋友的父母。

E. 你可能只见过一次的陌生人，如排队时碰到的人、在拥挤的剧院或繁忙的街道上碰到的人。

可能的信息披露策略

决定告诉哪些人，有时这只是整个安排中最简单的部分。对我来说，如何告诉才是更复杂的。通常，下列信息披露策略至少有一个是有益的。

1. 收集和分发一套或两套阿斯伯格综合征的研究文档。在一套文档中收集各种各样的参考材料，包括个人经历和故事，如一般性的小册子、DVD，以及你喜欢的这方面的书。这能够轻松快速地对门外汉解释阿斯伯格综合征是什么。而第二套文档，可以包括更详细的资料、学术期刊文章、学术著作及研究机构的相关报告。

2. 邀请那些需要了解的人员参加有关孤独症谱系障碍的会议。

3. 使用你最喜欢的表达方式——书面的、口头的，也可以借助DVD、幻灯片、摄影照片、舞蹈等，讲述你自己的故事，阿斯伯格综合征对你的生活意味着什么，即使你还尚未确诊。

4. 准备一个包含阿斯伯格综合征基本信息的小卡片，可以分发给自己可能会突然向其寻求帮助的陌生人。例如，我的小卡片上是这样写的：

我有阿斯伯格综合征，这是一种神经生物学障碍，有时我不能冷静、理性地说话行事。如果我给你这个卡片，这可能意味着我认为我的行事方式是令人不安的。简而言之，阿斯伯格综合征可能会让我慢慢地说话，喜欢打断别人的话，不能控制手的小动作，不停地眨眼睛；我也会很难跟上你的想法，可能误解你说的话或做的事情。如果你平静地说话，清晰完整地回答我提出的任何问题，会对我很有帮助。如果我的行为不妥，我会为此道歉。如果想了解阿斯伯格综合征的更多信息，请联系 ASPEN of America, Inc. P.O. Box 2577, Jacksonville, Florida 32203-2577.

5. 在家里把关于阿斯伯格综合征的资料放在醒目的位置，吸引客人去阅读它们。

6. 把你想传播有关信息的人的名字发送给区域和全国性的组织，以便这些人可以收到相关简报和杂志。

7. 制定一个详细的列表，描述可能会引发你阿斯伯格症状的事情，比如我在拥挤的场合容易焦虑；当和他人谈话的时候我容易靠得太近，我喜欢摸别人的头；当别人皱眉的时候，我不知道他是悲伤还是愤怒或孤独。列举尽可能多的症状，这样人们就不会忽略你的问题，而是会告诉你每个人都有自己的问题。这个列表会让人们相信你面对的挑战比大多数人多。

Pretending
to be
Normal

第二章

高校学生生存手册

我在几次有关阿斯伯格综合征的会议上听到好几个发言者提到，现在高校里的阿斯伯格人士很多，听到这个说法，我很开心，也赞同这个观点。有了强有力的社会支持以及浓厚的学习兴趣，有阿斯伯格综合征的大学生会发现他们的大学生活是如此美妙。除了在大学里，你还能在什么地方可以痴迷于你的爱好，并因此得到回报呢？或者在其他什么地方，你可以如此特立独行而不会被人误会？还有什么环境允许你和每个你看到的人聊天，或是不理睬任何人，甚至是自言自语而脸不红心不跳吗？换句话说，你到哪里还能如此随意地按着自己的节奏跳舞？我不知道哪里还有类似的地方。

事实上，上大学对任何人来说都是一大进步。为了避免大学生活变得一团糟，你应该选择一所能满足你特殊需要的课程与资源的大学。这意味着你至少要告诉你大学里的一部分人你有阿斯伯格综合征，这些人可能包括你的大部分教授、辅导员、教务科负责管理选课的老师，甚至你的室友（当然除非你选择独自生活）。当你开始选择学校的时候，下面的列表可以帮助你决定寻求哪些类型的支持。

社交障碍支持系统

1. 帮助提高你的社交技巧

A．一些相关课程，包括言语沟通学、社会学、心理学和戏剧课，学习这些课程可以令阿斯伯格人士掌握更多的社交技巧，虽然是从学术研究方面入手。我现在所知道的大部分社交技巧，是通过花了很多时间学习如下课程获得的：人际沟通、自我沟通、非言语沟通、声音和清晰度、大众传播、口头文学、表演、社会心理学、儿童心理学、特殊教育心理学、社会学和普通心理学。不知为什么，当我作为一名学生学习的时候，我能够仔细分析人类行为的细微差别，这比起我作为一个普通人，试图通过经验和直觉分析的时候效率要高得多。我建议有阿斯伯格综合征的学生要选择尽可能多的相关课程，而且比较明智的做法是旁听其中的一些课程而不是努力去拿学分。这其中的很多课程需要大量的内隐知识，而这是阿斯伯格人士所欠缺的，很难在短时间内掌握。

B. 询问你的辅导员大学里面是否有或可能建立一个阿斯伯格学生的社交小组。

C. 让你的辅导员带你去找职业发展研讨会，有关人员会教你如何面试、找工作，如何写一份漂亮的简历，如何穿着职业化，如何和你可能的雇主讨论你的阿斯伯格综合征。

D. 试着在校园里找到一个"安全"的地方，你可以在那里放松和休息，比如安静的自修室、图书馆，校园的长椅上或大学博物馆的某个特殊展厅。

2. 帮助建立与同学的关系

每个有阿斯伯格综合征的人士都可能意识到建立亲密的友谊非常困难。然而，大学生活提供了独特的机会让我们可以不经意地结交各类朋友，使人愉悦和取得成功。一个人性化的大学里有许多兴趣小组、社团，为学生提供许多机会结交朋友。询问你的辅导员，找到和你有相同兴趣或爱好的人组成小团体，然后试着在这个群体中结交一两个朋友。如果你的社交能力很弱，你可以告诉辅导员，他会帮助你和自愿作为朋辈指导老师的学生建立友谊。朋辈指导老师可以帮新生带路、停车、购买生活必需品、寻找研究资料，帮忙填写重要的注册信息和表格。

3. 帮助建立与教师的关系

很重要的一点，选择善解人意的愿意帮助你发挥潜力的老师的课。只要你花时间去问其他学生他们最喜欢的老师是谁，这种类型的教师不难找到。然而，如果你觉得与你的同伴谈论这个问题令你不舒服，请向你的辅导员求助，他会告诉你哪些老师将最有可能使你在他们的教室学习的时候感觉舒适。下列事项是你可能需要的特权，这取决于不同的课程和你的个人需求。

A. 如果你有个人空间或社交障碍问题，可以请求特别许可，避免参加小组项目和小组讨论，以及做需要集体合作的实验室作业。

B. 如果你存在听觉或视觉敏感问题，可以请求坐在远离干扰的位置（如房间中间或前面的座位），可以复印教授的讲义，也可以请求给讲座录音。

C. 如果你只能根据字面意思进行思考，可以与你的老师或者辅导员就此详细讨论。你要准备好，人们可能会告诉你，你感兴趣的课程并不适合你。例如，我曾经在一门哲学课上过得非常艰难，现在回想起来，如果我当初放弃那门课或者不把它放在我的核心课程里就好了。通常，学校将为你安排替代的课程，如果他们相信你真的不能完成某些课程的要求，这可能是你唯一的选择。

D．如果你有书写困难，看看你的老师是否会允许你口试，或者同意延长考试时间，或者你可以在教室里使用笔记本电脑，给讲座录音。

E．如果你容易焦虑或抑郁发作从而影响水平的发挥，可以请求变动作业截止日期或考试日期，或者通过获得额外的学分来弥补没有完成的作业。

F．如果你是一个视觉思考者，询问你的老师，可否为你制作视觉辅助教具，如图形、图表，以及有良好的视觉效果的器具来辅助教学。

G．如果你有阅读早慧[1]、诵读困难、拼写能力弱、阅读或书写障碍，告诉你的老师，这样他们可以给你配一名助教或让你在特殊教育中心得到适当的帮助。

H．如果你很容易因为日程安排发生改变而心烦意乱，请求你的老师，当他们要改变课程安排、作业要求、会议时间或整个计划时，至少提前几天通知你。

I．如果你无法与人对话交流，或者你喜欢打断别人说话，请求你的老师允许你不参加小组讨论或辩论。

在校园里不迷路

许多阿斯伯格人士都感觉在庞大的大学校园里很容易迷路，就如同他们在拥挤的购物商场里容易视觉混乱、感觉超负荷、情绪不稳

1　阅读早慧（Hyperlexia）：也译作高读症，主要表现是认字能力很强，但对语义和故事的理解较差。

定。以下这些简单的方法会让你在认路方面轻松些。

1. 提出特殊需要

A. 一个残疾人停车通道。

B. 电梯钥匙。

C. 特殊学生交通援助。如果学校提供校车服务，使用这个服务。

2. 使校园生活有意义

A. 像摄影师一样在校园里溜达。记下你感兴趣的图像，画下速写，即使你不是一个艺术家。

B. 做详细的笔记，描述你在校园从一个地方到另一个地方所看到的。

C. 走在校园里，记录你所看到的，包括帮助你保持方向感的信息和所有你需要的细节。单独记录每个不同的目的地，这样你就不会混乱。换句话说，单独记录每一条路线，仿佛它是一首歌。

D. 和可以帮你认路的朋友一起在校园里练习。请记住，实践越多，就越能尽快熟悉整个校园，而不必依赖地图或其他信息。

让你的时间和努力发挥最大作用

1. 规划你的日程表

许多大学会为有特殊需求的学生做特殊安排，允许他们的时间安排有很大的灵活性。例如，你可能被允许放弃某个课程或采用替换课程，甚至可以从事一个专为你设计的完全独特的领域的研究。为此，可以考虑以下事情。

A．不要被某个老师或朋友的意见左右而去选一门超出你能力范围的课程。

B．不要选择和你日常作息不合的课程，比如需要早起或者是晚上的课程。如果你是一个早起的人，不要选晚上的课，反之亦然。

C．不要选高水平的课程，除非你和老师已经谈过，确定你可以掌握课程的内容而不需要先学习入门级课程。

D．留出休息娱乐的时间，无论你如何定义这些概念。

E．如果你确定一门课程对你来说太难，你可以放弃它。

F．当老师告诉你该交作业了，或将进行测试时，在日历上做记号，以免遗忘。

G．把你的课程表和你的日程安排复印一份发给你的父母或者支持你的朋友，这样他们可以提醒你。

H．选课的时候注意课程的开课时间不要连在一起，除非是在同一个大楼里上。对你来说在课间转换教室的时间压力很大。

2. 学习技巧

A．首先学习你最不喜欢的科目。

B．在一天你最有效率的时间段学习，避免在你通常感到疲倦、焦躁不安、饿了、太兴奋、焦虑的时候学习。

C．在同一个地方学习。学习的地方只用来学习（而不是用来睡觉、社交或放松）。

D．当你有空的时候，准备你的学习材料。

E. 检查你学习的环境。

F. 设定短期和长期目标。

G. 监控注意力的持续时间，如果觉得越来越焦躁不安、疲劳或厌烦，停止学习，做点别的，直到你感觉可以继续学习。测试你一次可以学习多长时间。

H. 用你自己最有效的方式记笔记。比如在字词下面划线或画圆圈，在特定的概念旁画箭头或星星，在行首留空格，或者改变字体。

I. 利用笔记和研究工具

1）在小卡片上写一些短的信息，可能包括数学和科学公式、术语的定义、一般性概念。

2）给讲座录音。

3）为每门课准备一个单独的笔记本。

4）利用不同颜色的彩笔，使笔记更有视觉冲击力。

帮助处理典型的大学压力

1. 练习减压活动，这可能包括瑜伽或其他类似的体育锻炼、深呼吸、生理节律反馈或者冥想。如果你没有经常参加类似的活动，询问你的辅导员帮助你找到一个适合你的需求和兴趣的项目。

2. 当你感觉自己压力过大的时候参加你喜欢的兴趣活动。

3. 聆听可以让你平静下来的音乐。

4. 写日记，或书面记录你的想法，包括你的梦想和抱负、你的日常作息、让你快乐和悲伤的事情、使你困惑或受打击的事情、使你压力倍增或过度刺激你的事情。请记住，写日记没有对或错的方法，怎么写都可以。我通常买一个作文本或其他任何有空白纸的本子，随便拿出一支钢笔或铅笔，直到我有想法，即使只是涂鸦或画画，通常在这之后我就能写出东西来。在日记里，你可以写任何你想写的东西，不用停下来担心拼写或语法错误，而只要专注于你的思想、想法和情绪。如果一切顺利，你的日记会给你一个很好的参考，正如你可能会从剪贴簿或相册得到乐趣。但是，如果不那么顺利，那么你的日记可以记录下事情是从什么时间开始变得困难的，可能的原因是什么。如果发生这种情况，和你的咨询师、辅导员或其他支持你的人尽可能多地分享你的日记，这样他们就可以帮助你决定如何处理困扰或骚扰你的问题。压力可能会带来严重后果，在压力控制你之前尽你所能先去控制它。

Pretending
to be
Normal

第三章

走进职场

我仍记得成年后参加的第一次求职面试。那时我刚刚完成硕士学位课程，参加招募职业生涯规划师的面试。在面试期间，公司负责人问我是否对多媒体有兴趣，我告诉他我对此兴趣浓厚。我的面试确实进展非常顺利，直到那个面试官说起他最喜欢的多媒体公司。我没有对他明确说出我对这家公司的反感，其实更好的做法是保持沉默，但是我随便地把我的食指放到口中，并发出尖叫："真恶心！"至此，我的面试失败了。

令人惊讶的是，最后我得到了一份工作，但并不是在简历上说的我能胜任的高大上的职业生涯规划师，而是和其他十来个妇女一起挤在狭小的格子间里朝九晚五，坐在办公桌前，给社区失业人员分配临时工作。这份工作我做了不到三个月。多么讽刺，我当时认为自己可以当一名职业生涯规划师，而事实上，我自己就需要就业辅导。如果这算是职业方面的建议的话，我会强烈建议那些思想足够成熟的阿斯伯格人士，在可以认真考虑这个问题的时候，应该找一位专业的或者至少是知识渊博的朋友，来帮助他们谋划未来的职业生涯。

职业选择：自我意识和理解

在决定职业道路之前，至关重要的是，你要发现自己最感兴趣的、能胜任的和感觉舒适的领域。使用下面的列表来帮助你发现这些领域。

1. 列出所有你喜欢学习、谈论和正在做的事。

2. 列出你所有的技能和能力。

3. 探索将其中某个兴趣转换成某个职业的可能性，例如，假设你喜欢运动，就充分考虑所有与体育运动相关的工作。你可能会考虑做体能教练、体育器材经销商、体育记者、体育比赛纪念品收藏家或交易商、票务销售人员、球队的理疗师、教练的助理、运动场地负责人，甚至当一个运动员。

4. 尽可能全面研究你的职业选择，确定你的技能和能力与工作要求是相符的。你还需要考虑以下这些因素。

A. **工作环境**。包括噪声的强度、灯光和建筑的总体设计，甚至你可能会闻到的气味。换句话说，如果声音太大，工作太忙，办公地点太拥挤、混乱，你会无所适从吗？如果这样的话，是不是会影响你完成工作呢？

B. **人际关系**。例如，你会被要求与其他员工进行团队协作吗？你会被允许独自工作吗？你需要在一大群人面前讲话吗？你会被要求写许多报告或参与对同行的评审和评估吗？你需要和其他员工进行社交活动吗？简而言之，你是只需默默地工作还是必须频繁地与他人互动？如果你必须与他人合作，你还能高效地工作吗？

C. **工作计划**。例如工作内容突然发生变化，工作时间临时调整，甚至取消假期和休息时间；或者换了新上司和新同事，搬到新的办公室，等等。简而言之，你能否适应一份可能随时变化的工作安排，或者你更偏向一份更稳当的工作？

D. **继续教育和在职培训**。问问自己，你是否愿意参加一些继续教育课程和研讨会。

找到你梦想的工作

1. 面试技巧

面试成功需要有两个必备条件：充分的准备和练习。如果你为此花时间了，应该会感觉面试过程并不太吓人。

A. 角色扮演。请别人帮你想出在面试时可能会被问到的问题，以及你所关心的地方。准备你在各种情况下可能会做出的回答。

B. 非语言沟通技巧。做一个你应该做和不应该做的行为列表。在面试前一天看几遍，直到你充满自信。包括：

适当的问候语和告别语；

适当的音调和音高；

友好的眼神；

平静温和；

集中注意力；

在椅子上坐直；

热情；

衣着干净，搭配得体；

洗过澡，洗过头发，刷过牙；

不东张西望；

不发出噪声；

不抢话；

不使用过多的手势；

不咬指甲、敲手指或是抖脚；

不在不恰当的场合笑。

2. 可能的职业选择

许多阿斯伯格人士发现在不需要处理过多人际关系和不需要拥有高超的社交能力的工作方面他们最容易取得成功。包括：

作家

驯兽师

工程师

计算机程序员

园艺师

大学老师

研究员

艺术家

音乐家

工厂流水线工人

警察

消防员

科学家

维修工人

木匠

图书管理员

历史学家

古董或特殊物品收藏家和交易商

使你的工作顺利

1. 特殊要求

事先做好决定，是否告诉雇主或同事关于你的阿斯伯格综合征。记住，重要的是让雇主意识到，你并没有要求对自己特殊，而是请求一些合理的便利，让你以最好的状态为公司工作。

a. 耳塞或立体声耳机

b. 太阳镜

c. 文字处理机

d. 计算器

e. 在安静的地方办公

f. 如日程发生变动请尽早通知

g. 有可以"传、帮、带"的师傅或同事

h. 有灵活的休息时间表

i. 有规可循

j. 工作地点附近有固定停车位

k. 有挑选工作伙伴的权利

l. 职业生涯和工作技能培训

2. 你的责任

a. 不要认为你的老板和同事会接受你的不尽职，换句话说，永远都要做到最好。

b. 如果你不能工作，或需要迟到、早退，提前告诉你的老板。不要简单地认为同事会掩护你，或者你无须对此解释。

c. 永远不要低估自己的潜力。

d. 尽你所能来提升技能或扩大知识面。

e. 试着对似乎忽略你的需要的人保持耐心，他们可能只是需要时间来适应你的与众不同，或是需要更多的知识来了解阿斯伯格世界。

f. 努力寻找能发挥兴趣的工作。这样做，你将更容易控制可能会影响你工作能力的阿斯伯格行为。

g. 尽量不要只工作两周就辞职。如果你对工作要求不知所措，或者感觉超出自己能力所及，与你的老板交谈，看能否找到方法，再决定是否离职。

h. 告诉老板和同事你觉得他们需要了解的阿斯伯格综合征的知识，这将帮助他们更好地适应你，理解你，帮助你。

i. 一年给你的老板和同事发一两次"谢谢你"卡片，让他们知道你的谢意。

Pretending
to be
Normal

第四章

组织你的家庭生活

我不喜欢做家务。对于自己不喜欢照顾家人和整理房间，我曾经感觉内疚。那些告诉你做家政是很容易的或是很有趣的人都是傻瓜，这是严重误导。在我看来，家政是一门科学，需要学习、研究、分析。要做好家务不仅需要有智慧，还需要有能将一切安排得井井有条的头脑。

我和我的很多阿斯伯格朋友，没有这样的头脑。我永远不知道我在寻找什么，我需要注意什么，我想去什么地方。我惊叹于那些可以轻松、高效地处理家务的人。对我来说，家务工作是错综复杂的，是令人厌烦的，这是一个我无法胜任的技术活。不过，我努力训练自己达到某种程度上的熟练，而这在十年前我是做不到的。在犯过许多错误之后，以下是我学到的有关阿斯伯格人士持家的经验。

颜色编码：一个十分简单的让人做事有条有理的方法

1. 人

每个家庭成员选择一个颜色，然后尝试按照这个颜色购买尽可能多的个人物品，让每个人都知道自己的颜色是蓝色还是黄色，或粉红色等。可能包括的物品有：牙刷、梳子、洗衣篮、寝具、毛巾等，各种各样的学习用品、钥匙圈、眼镜、午餐饭盒、手套和帽子、背包、公文包等。然后按每个人的颜色购买彩笔、便条纸等。蓝色的笔记本给选择蓝色的人；选择了红色的人在日历上用红墨水标注自己的安排，等等。

2. 邮件

用不同颜色的箱子收纳不同的邮件。某个颜色的箱子收账单，某个颜色的箱子收个人信件，某个颜色的箱子收你可能会读的垃圾邮件如购物广告和优惠券，某个颜色的箱子收纳你准备寄出的邮件。

3. 记账

为你需要归纳的资料买不同颜色的文件夹，尽量选择能提醒你类别的颜色。

A．有关汽车的文件：担保、租赁或采购合同，维修记录和付款单据放在和你的车的颜色相一致的文件夹里。

B．信用卡和支票簿记录：信用卡信息，包括付款协议影印件，当你的信用卡或支票丢失或被盗时你应该需要的名字、地址和电话；其他通用财务合同付款协议，支付账单和发票的副本；支票簿信息，包括你的银行账户号码和名字、地址和电话。把这些文件保存在和你喜欢的货币的颜色相一致的文件夹里。

C．家庭文件：遗嘱；出生、婚姻、洗礼和死亡证明；离婚文件；证书和其他执照。把这些文件放在和你的眼睛颜色相一致的文件夹里。

D．财务记录：保险政策文件；投资文件；经纪人或管理你的账户的人的名字、电话号码和地址。把这些文件放在和你的支票或支票簿的颜色相一致的文件夹里。

E. 健康记录：免疫接种记录、住院治疗记录、医疗过程记录、家族病史记录、过敏记录和用过的药物列表。把这些文件放在红色的文件夹里。

F. 家居用品信息：保修单、产品说明书、授权服务中心电话等。把这些文件放在和你的冰箱的颜色相一致的文件夹里。

如何避免去购物中心和其他拥挤的地方

1. 购物

现在，大多数你可能想要或需要的东西都可以在线购买。另外，如果你生活在一个不需要交纳网购消费税的地方，在网上购物甚至更省钱。

2. 礼物

需要送礼物的时候，你可以考虑不需要出门就可以买到的东西，比如订阅一本杂志；给某家机构捐款，签名为你想送礼物的人的名字；或是你可以在网上购买的东西。

3. 送货上门服务

许多商店都提供送货上门服务，或至少可以邮寄给你。如果你很难开口请求他们提供这方面的服务，你可以写电子邮件或写信。

4. 和朋友分工协作

找一个朋友分工协作。询问你的朋友是否可以帮你代购。

5. 代购服务

如果这些都不行，你可以尝试请人为你购物，如果你没有能力为此付费，或许你可以做些事情和他进行交换。你可以辅导高中孩子做功课，帮助他人填写纳税申报表，做园艺，或任何其他你所擅长的事情，以换取他人帮忙购物或做其他小差事。

顺利度过每一天

1. 逐个击破

制作一个任务列表，写下一切你觉得需要做的事情。包括：清洗、园艺、汽车保养及维修、购物，以及其他需要定期去做的事情——比如理发或去看医生。把每项事情都记在日历上，或是专门记录日常家政的笔记本上。例如，周一去杂货店，周二清扫房间，周三洗衣服，周四擦灰尘，周五整理院子。然后再确定每月的例行事务，比如，每月第一个星期一剪头发、看医生；每月最后一个星期五保养汽车。

2. 视觉提示

养成随身携带小笔记本的习惯。把需要提醒自己的事项记录下来，以免遗忘。你可以把每天的日程写在卡片上贴在浴室的镜子上，提醒自己锻炼，好好吃饭，给孩子们讲故事；把希望家人或朋友知道的事情写在便利条上贴在电脑或电话旁边。

3. 听觉提示

在可以随身携带的电子设备里记录你的想法，提醒你要完成的事情。每天听几次，以免遗忘。

4. 穿衣提示

把有你喜欢的衣服的图片剪下来，带到你感觉舒适的商店，请售货员帮你找到相似的衣服，或者是订购。把衣服买回家后，将与之配套的衣物在衣橱里挂在一起，并把图片贴在衣橱的某个角落，提醒你穿上衣服是什么样子。

Pretending
to be
Normal

第五章

应对感知问题的策略

尽管感官知觉问题和阿斯伯格综合征之间的关系还需要更多的研究，但相关专家已经得出结论，这两者之间确有联系。如果你很容易被各种存在于你每天生活中的感觉信息搞得心烦意乱或不知所措，例如，你觉得日常照明异常的亮；安静的音乐听起来令人痛苦的吵闹，香水闻上去令你恶心，或某种食物令你作呕，你就可能有感官知觉问题，可以考虑让训练有素的职业治疗师帮助你设计一个感觉统合治疗计划。以下建议可能帮助你处理一些常见的情况。不过请记住，有一些应对策略在普通人看来可能不同寻常，因此，最好在尽可能私密的地方使用你选择的治疗方法。如果你不能找到私密的地方，告诉你比较亲密的朋友你的感官知觉问题，以及你想如何处理，这样当你治疗的时候，他们能对你保持同理心。

触觉敏感

1. 如果你不喜欢被触碰，礼貌地请周围的人在他们触碰你之前提醒你，或者就干脆请他们不要碰到你。如果你决定某些人可以触碰你，让他们知道你喜欢哪一种触碰，轻轻的或是更重一些的。

2. 即使最轻微的触碰也会刺激你的神经，尽可能远离任何可能擦碰到你身体的障碍物。

3. 如果你喜欢被东西深压住的感觉，你可以把一些轻重量的物体

（硬币、小卵石等）放在你的外套口袋里，必要的话可以在你的衣服上缝个口袋。你也可以携带沉重的钱包或背包。

4. 找到令你感觉最舒服的纺织物，尽量购买用这种材料做的衣服、手套、帽子、毛巾、毯子、床单、隔热手套、锅垫、围巾等。

5. 如果洗头对你是一个老大难的问题，剪非常短的发型，这样你可以很快洗好头。使用干性洗发剂，在头上喷玉米淀粉或没有气味的粉末（如果你能忍受），保留几分钟，然后再冲掉。或者戴帽子和围巾来掩盖你乱糟糟的头发。记住，至少一周洗一次头发，否则你可能得头皮方面的疾病，在社交场合受到排斥。

6. 如果你需要刺激口腔周围的敏感的神经末梢，不要咬铅笔和钢笔，笔可能会坏掉，可能会刺到你的嘴；你可以咀嚼口香糖。

7. 如果你喜欢压扁和碾碎东西，往气球里装进面粉和玉米淀粉或其他你喜欢的东西，然后压扁它（把气球收口用线系紧之后）。在剃须之前你可以玩一下剃须膏；也可以玩黏土，学习用传统方式烤面包；做园艺；挤压小橡皮球；玩小型振动玩具。如果你想要在公共场合做这些事情，不用担心，只要把这些小东西放在小袋子里，藏在你的口袋里，或者把它们放在你的鞋子里，用你的脚趾压扁它们。

8. 你可以轻轻擦洗身体（取决于你的个人偏好），用不同材质的浴刷。

视觉敏感

1. 戴太阳镜、头盔或帽子来遮蔽过强的光线，但不要影响或干扰你的视力。

2．试验不同颜色的彩色灯泡和不同瓦数的灯泡，挑选你最喜欢的。

3．把自己置身于喜欢的颜色之中。

4．如果你身处拥挤的地区，试着把手放在脸上，集中注意力在你面前的事物上，而不是你周边的物体。我经常这么做，我揉着太阳穴，装出头痛的样子，人们看到我这样就不感到奇怪了。

5．低头看地面，但只有跟朋友在一起时才能这样做，免得撞上什么东西。

听觉敏感

1．戴上为浅睡的人设计的耳塞，谨慎使用，确保你仍然可以听到救护车的声音。不要用棉花球或面巾纸当耳塞，它们本身可能令你不安。

2．尽量避免待在存在多种混合噪音的地方，如大型体育场馆、音乐厅、繁忙的购物中心、大型自助餐厅等。如果你必须去这些地方，可以考虑戴耳塞。

3．戴立体声耳机掩盖其他的噪音，再次提醒，确定你能听到重要的声音。

4．考虑参加一个听觉统合训练[1]项目。

1　听觉统合训练（Auditory Integration Training），简称AIT，是一种特殊的音乐治疗方法，通过聆听一组经过过滤和调制的音乐来达到矫正听觉系统对声音处理的失调现象，并刺激大脑皮层，从而达到改善行为紊乱和情绪失调的目的。

食物敏感

1．如果某种食品因为质地、气味或口感给你带来了问题，试着找到你可以接受的与此有同样营养成分的某他几种食物，并坚持吃这些食物，这意味着你去餐厅或其他人家里的时候要自备饭菜。

2．试着在糊状或泥状的饭菜中添加口感清脆的食物，如芹菜、坚果或任何你喜欢的食材。

3．在你非常放松或是在看你最喜欢的书或电视节目的时候，试着吃你平时不喜欢的食物，想着吃了它对你的健康有好处。

4．你可以尝试改变你所厌恶的食物的外观和味道。例如，如果是香蕉奶昔，你可以只吃里面的香蕉。

5．跟你的医生交流，看看你是否应该服用膳食补充剂以改善你偏食的问题。

嗅觉敏感

1．如果你有某种最喜欢的味道，把能散发这种味道的液体或膏状物放在一个棉花球里或涂抹在手臂内侧，感觉有压力时你就闻闻。

2．你可以使用鼻塞。

3．只买无味的清洁用品和沐浴用品。

4．礼貌地请求你周围的人在你面前不用香水，不吃味道重的食物。

5．给当地的政府官员写信，建议制定新的法规限制使用散发气味的广告单，如经常夹在杂志里的散发香水味道的传单，或者塞进邮箱里的用于洗衣机和烘干机使用的肥皂样品。

Pretending
to be
Normal

第六章

对普通支持者的思考

当我的女儿被诊断为有阿斯伯格综合征时，她的医生给了我一条很棒的建议。他告诉我，我丈夫和我将成为阿斯伯格综合征方面的专家。实际上，我们会是她最大的支持者。现在他的话已被证明是真理。每个阿斯伯格人士所面临的挑战都不同。公众可能多少会知道一些关于阿斯伯格综合征的事情，但关于如何支持孤独症谱系障碍人士的争论，在全世界几乎没有共同的观点。我倾向于每个人找资源和参考资料，然后与他人分享，这是最有意义的。

在互联网上有大量的致力于阿斯伯格研究、分享个人故事、介绍医疗手段、提供教育和职业建议的网站。慢慢地，阿斯伯格综合征的世界开始引起主流社会的注意。对阿斯伯格人士进行有效的支持是非常重要的，在此我给出一些具体的建议，仅仅作为指导原则，而不是绝对的标准。

家人、伴侣和亲密的朋友

1．认识到你的支持是非常重要的，即使阿斯伯格人士还没意识到这一点。你将在许多方面成为榜样，在阿斯伯格人士感觉混乱和不安全的时候做他的顾问；当他失去控制的时候安慰他。

2．你在支持他的时候，要设法处理你可能面对的压力。抽出时间，给自己放松的机会。在你感觉必要的时候，找咨询师咨询。

3．只做你能力范围内的事情。例如，你可能喜欢社交，而你的阿斯伯格朋友却厌恶它，你可以试着找时间与其他朋友相处，而你的阿斯伯格朋友则待在家里与你带回家的好书或最喜欢的电影相伴。需要注意的是，不要让阿斯伯格人士觉得他不重要。

4. 了解阿斯伯格人士并不能快速脱离阿斯伯格特征。他们需要持续的行为矫正训练、时间和经验来找到适当的有效的应对技能。

5. 帮助阿斯伯格人士结交一些了解阿斯伯格综合征知识的、并愿意接受阿斯伯格综合征的朋友。通常阿斯伯格人士都很享受友谊，他们只是不知道如何开始和维护一段友谊。

6. 尽量帮助阿斯伯格人士避免陷入混乱和沮丧当中。鼓励他们有自己的爱好和兴趣；帮助他们组织他们的家庭生活。

7. 消除他们对你的疑虑。分享他们的爱好和兴趣；告诉他们你喜欢听他们的故事；和他们一起讲笑话，和他们一起出去玩，简而言之，享受和他们在一起的时光。

8. 不要表现出优越感或摆出高人一等的派头。阿斯伯格人士很聪明，他们不缺乏智慧。他们只是通过不同的窗户观察这个世界，试着用他们的眼光看这个世界。

教育工作者

1. 请记住许多阿斯伯格人士缺乏组织技能，因此当他们忘记交作业的截止日期时，不要感到惊讶。试着通过一些视觉信息提醒帮助学生，比如在日历上用粗体标记交作业的截止日期；给阿斯伯格学生配备朋辈指导老师；负责提醒阿斯伯格学生应该带到教室的东西和如何为作业做准备。把重要的通知发送给阿斯伯格学生的家庭成员，以助提醒。

2. 记住，阿斯伯格人士对抽象思维和概念性思考有障碍，对他们请使用非常具体的例子和解释。如果你觉得有必要，建议进行个别辅导，确保学生在参加你的课程之前参加了所有的先修课程。对阿斯伯格学生来说，跳课的后果是可怕的，他们需要了解尽可能多的背景知识。

3. 做出奇怪的行为往往是因为有压力。如果你看到你的学生变得明显心烦意乱或开始"自我平静"行为，私下问他们，是否希望离开教室几分钟放松，或是否需要和学校的咨询师聊聊。

4. 做好准备，你可能会听到你的阿斯伯格学生一些不同寻常的讨论和提问。他们并不是故意要刺激你。他们的社交能力很弱，他们对你的误解可能是这些情况发生的根源。避免使用成语、具有双重含义的词语。

6. 阿斯伯格人士在阅读非言语信息方面可能有困难。不要仅仅依靠非言语信息表达你的意见。

7. 尝试使用大量的直观教具，允许学生用录音设备来记笔记。

8. 尽量不要改变课程安排和座位安排。

雇主

1. 永远记住，虽然阿斯伯格人士可能缺少社交技能，缺乏灵活性，但他们忠诚，乐于奉献，有强大的知识储备。

2. 让阿斯伯格员工去做一份和他们的兴趣相匹配的工作，这将激励阿斯伯格人士在相关领域取得难以置信的进步和成就。

3. 让阿斯伯格员工去做不需要太多社交技巧、人事交往很少的工作。要知道，阿斯伯格人士可能会在一些常人感觉太孤独寂寞的领域取得成功。

4．让阿斯伯格人士在家里工作他会感觉更舒服，因此更能够集中精力做得出色。

5．利用阿斯伯格人士的典型特点——喜欢常规和重复。让阿斯伯格人士做可以遵循一个模式、可预测的工作。这样能很大程度上防止他陷入压力和焦虑之中，工作效率大大提高。

6．在改变工作内容、搬迁办公室、更改日程表之前让阿斯伯格人士有所准备。

7．使用导师制度。让一个善解人意的同事了解阿斯伯格综合征方面的知识，并协助阿斯伯格同事处理小组任务，了解并遵守公司的规则，在社交场合保持沉着，甚至是避免在公司里迷路。

8．询问阿斯伯格员工对工作环境的特殊要求。例如，他们希望的特殊的照明和可以接受的噪音程度。

Pretending
to be
Normal

第七章

支持团体和其他有用的资源

　　以下这些团体致力于阿斯伯格综合征和其他相关发育障碍方面的研究。请注意我只提到了我个人参与过的并知道是行之有效的机构。我没有列举区域、州或地方资源，仅仅是因为他们不能为远离他们的人群提供很大的帮助。除了查看下面的网站之外，我鼓励你寻找附近的机构，这样你就可以参加他们的活动并使用附近的资源了。

American Occupational Therapy Association, Inc.

www.aota.org

The Autism Society of America

www.autism-society.org

Autism Spectrum Australia

www.autismspectrum.org.au

Autism Women's Network

autismwomensnetwork.org

GRASP（The Global and Regional Asperger Syndrome Partnership）

www.grasp.org

Support Groups and Other Helpful Resources ｜ 187

Learning Disabilities Online

www.ldonline.org

The National Autistic Society

www.autism.org.uk

O.A.S.I.S.（Online Asperger Syndrome Information and

Support）@ MAAP（More Able Autistic People）

www.aspergersyndrome.org

Tony Attwood's Webpage

www.tonyattwood.com.au

Wrong Planet

www.wrongplanet.net

术语表

听觉分辨能力（Auditory Discrimination）：大脑把重要的声音（如说话的声音）从无关的声音（如交通工具的噪音）中分离出来的能力。定位声音来自哪里（教室的前面还是后面），专注于重要的任务（学习）而忽略外部可能干扰集中注意力的噪音（背景音乐的声音）。无法区分声音的障碍通常会导致较弱的学习能力。

听觉敏感（Auditory Sensitivity）：一种妨碍个人分析或理解通过耳朵进入的声音信息的障碍。患者会感觉特定的噪音和声音听起来可怕、痛苦、扭曲、令人困惑和令人难以承受，从而对所有的日常活动都难以参与或从中得到乐趣。

两侧协调（Bilateral Coordination）：两侧肢体紧密结合并协调一致的能力。如果两侧不协调，一个人可能在精细运动方面有困难，比如使用餐具、穿衣或书写，或做大动作活动时有困难，如跑步、投掷、跳舞或跳跃。糟糕的阅读技能也常常与两侧协调不足有关。

模仿言语（Echolalia）：一种熟练的和往往非常复杂的能力，能鹦鹉学舌或模仿他人的声音、说话模式、常用词汇或举止。

强迫症（Obsessive Compulsive Disorder）：一种对现实混乱的感知，导致个体沉迷于某种担心或思维（如门锁了吗，门把手上会不会有太多的细菌，等等），进而焦虑和担忧。这种焦虑和担忧只有在他们做某些强迫行为或心理活动的时候有减轻（如反复检查门是否锁了，或者反复洗手，一遍又一遍地从一数到十）。

嗅觉过敏（Olfactory Sensitivity）：一种嗅觉能力的障碍。患者会觉得某种气味令他紧张、不舒服或特别憎恶。这会让他很难集中注意力。

学究式的言谈（Pedantic Speech）：过于正式的言谈，特点是按字母意思有限地理解单词。

韵律（Prosody）：讲话的语调和质量。比如，口语里"这个"这个词语并不一定是你说的意思，更取决于你说话的方式。阿斯伯格综合征人士常常因为这个原因无法准确辨别其他人说话的引申意义，也无法充分表达自己的想法。

感觉统合（Sensory Integration）：大脑对输入大脑的感觉信息加工处理的过程，机体在环境内有效利用自己的感官。

感觉统合失调（Sensory Integration Dysfunction）：外部的感觉刺激信号无法进行有效的组合，通常由神经系统障碍或失调导致。患者通常会焦虑、头痛，有定向障碍和学习障碍。

空间关系障碍（Spatial Relation）：一种视觉处理障碍，患者很难定位和协调坐标空间中的对象。

刺激行为（Stim）：自我刺激行为（拍手、舔、旋转、摇摆等），用以自我冷静或减压。

触觉过敏（Tactile Sensitivity）：这种情况因皮肤下的神经传达错误信息到大脑而产生。因此，个体会对许多感觉反应过度或反应不足，包括或轻或重的压力、疼痛和温度。这些能力的障碍可能导致厌恶某些类型的手感（湿、粗糙、含沙的、光滑、黏滑等）和某些行为（洗头、握手、做手工、握铅笔等）。这种障碍也可以导致个体有压力、易怒、注意力分散和喜欢独处。

抽动（Ticking）：无意识的或小或大的肌肉运动，或习惯性的和无法控制的行为，如眨眼睛、叩齿、吸鼻子、咳嗽、打呼噜等。患者常常有焦虑、尴尬和羞耻的感觉。如果患者努力控制这些行为，他们可能会神经紧张，无法集中注意力做别的事情。

视觉过敏（Visual Sensitivity）：一种视觉处理障碍，会削弱个体理解、解释和处理眼睛收集到的信息的能力。这可能会导致糟糕的阅读和写作能力，无法判断物体之间的空间关系，有定向障碍，缺乏认路的能力。

Pretending
to be
Normal

推荐书目

Attwood, T. (1998) Asperger's Syndrome: A Guide for Parents and Professionals.London: Jessica Kingsley Publishers.

American Psychiatric Association (2014) Diagnostic and Statistical Manual of Mental Disorders,5th Edition (DSM-5). Arlington, VA: American Psychiatric Publishing.

Frith, U. (ed.) (1991)Autism and Asperger Syndrome. Cambridge: Cambridge

University Press.

Gillberg, C. and Gillberg, C. (1989) 'Asperger Syndrome-Some epidemiological

considerations: A research note.' Journal of Child Psychology and Psychiatry

30, 631 - 638.

Rimland, B. (1990) 'Sound sensitivity in autism.' Autism Research Review

International 4, 1 and 6.

Wing, L. and Attwood, A. (1987) 'Syndromes of autism and atypical development.'

In D. Cohen and A. Donnellan (eds) Handbook of Autism and Pervasive Developmental Disorders. New York: John Wiley and Sons.

Wing, L. (1981) 'Asperger's Syndrome: A clinical account.'
Psychological Medicine
11,115‒130.

Pretending
to be
Normal

译后记

你曾对我说，每颗心都寂寞，每颗心都脆弱，都渴望被
触摸，但你的心，永远地燃烧着，永远地不会退缩。

——题记

记得去年春天，华夏出版社编辑陈迪问我对利亚娜的《故作正
常：与阿斯伯格综合征和平共处》有没有兴趣，我看了看很是喜欢，
就开心地答应下来。

在权威的资料或书籍上，对于阿斯伯格综合征的定义是——从
属孤独症谱系障碍（ASD）或广泛性发育障碍（PDD），具有与孤独
症同样的社会交往障碍，局限的兴趣和重复、刻板的活动方式，而与
孤独症的区别在于此病没有明显的语言和智能障碍。患有阿斯伯格综
合征的人往往会在人际交往上遇到困难，但这并不意味着他们性格孤
僻、胆小，相反，他们总是乐于与人交往，只是他们并不懂得与人交
往的技巧与相处之道，情商方面的障碍阻挡了他们的交友之路——难
以形成和维护良好的人际关系、不能发展友谊、不能灵活应对各种不
同的情景，因此他们常常被同伴孤立。

根据《我心看世界：天宝解析孤独症谱系障碍》的译者燕原及
以琳自闭症论坛的版主冯斌的观点，我们生活中遇到的很多孩子或
成人，尽管他们还没有机会获得阿斯伯格综合征的诊断，或是在某一
方面还达不到诊断的标准，但是这些人其实和阿斯伯格综合征人士一

样，在工作和生活中遇到重重困惑和困难，却没有足够的知识来认识自己，进而没有办法寻求帮助。

前几天和一个自认是AS的孩子聊天，他说他一直以来为自己的与众不同困惑，即使是在很热闹的环境里也觉得孤单，总觉得自己和周围的人不一样但又说不出为什么。偶然在网上了解到阿斯伯格综合征的相关知识，觉得好像是对另一个活生生的自己的描述，他终于鼓起勇气去了北方一个著名的专科医院，希望得到医生的肯定和帮助。但他很失望的是，当他见到医生，说出自己的困惑后，医生只是迷惑地反问他，什么是AS？什么是阿斯伯格综合征？他满怀希望而去，失望而归。应该说，中国关于孤独症谱系障碍的研究起步较晚，而关于阿斯伯格综合征方面的研究也是刚刚起步吧。

本书作者，利亚娜·霍利迪·维利（Liane Holliday Willey）是一位教育学博士，《青少年阿斯伯格综合征》（*Asperger Syndrome in Adolescence*）的编辑，同时她也是一位阿斯伯格世界的探路者，五十余年来她一直在探索陌生的"正常人"世界。她是在女儿被诊断为阿斯伯格综合征之后，才得到诊断，之前一直在漫漫迷雾里摸索。按她自己的说法，阿斯伯格人士的一只脚在正常世界，而另一只脚却仍在孤独症的世界里。她的故事对全世界的阿斯伯格人士都是极大的鼓励，其家人、老师和朋友都可以通过她的故事来洞察阿斯伯格人士的心理状态，获得经验。她的独创性的作品有着传奇的价值。如果她是英国人，她可能现在会被称为圣母利亚娜·霍利迪·维利。

本书回顾了作者的整个成长经历。在作者的孩提时代，阿斯伯格综合征更加不为人知。就如我提到的向我抱怨国内医疗界对AS知识的疏忽的孩子一样，作者小时候也去见过精神科医生，做过测验。当时美国医疗界对AS的相关知识也是不太敏感的。

　　当我三岁的时候，我父母就知道我不是一个普通的孩子。我的儿科医生建议父母带我去精神科看看。我和医生聊了聊，又做了智力测试，我的诊断结果出来了：我是一个有天赋的、但被宠坏了的小孩，聪明但被过度溺爱了。

　　作者在给露迪·西蒙的《你好，我是阿斯伯格女孩》一书的序言中写道："女性——从小女孩到老妇人——不断被忽略，无法确诊，导致她们最终被划分到了本不属于自己的地方。"神经症，精神分裂，强迫症，人格障碍，对立违抗性障碍，焦虑症，社交恐惧等——对于许多到一定年龄仍需挣扎着去理解自己身边的环境、社会、人际关系的女性来说，这些诊断她们应该毫不陌生。这些诊断并非没有道理。很大可能是，并发这些症状的根源源自基因。问题在于很多心理辅导员或医生都没发现，连结这些症状的内核是阿斯伯格综合征。

　　作者回忆了自己的幼年时期，回忆起自己非常不喜欢和小朋友们在一起玩，而是更愿意和自己想象出来的伙伴玩耍。回忆童年时代，作者写道：

　　我没有与他人分享我的玩具、我的思想或者我的其他东西的强烈愿望。我从不了解小团体的事，特别是非正式的友谊的动态。

作者的母亲为了提高她和同龄人相处的能力，在她六岁时给她报名上芭蕾课。这似乎是一个好计划，但她没能在芭蕾课上待多长时间。这也是因为一个阿斯伯格特征：协调性不好。同时，作者也搞不定和小伙伴的关系。

作者写到，她的老师认为她给大家的深刻印象是：固执，不听话，众人的最爱，弱智儿童。因为她的父母已经掌握了和她聊天的技巧，他们不会意识到她听不懂别人的指令。这一点我在和一些阿斯伯格孩子聊天的时候也有这种感触，周围的人都认为他有问题，但他自己却说不出自己的问题到底在哪里。

不管是在作者孩提时那个年代，还是现在，阿斯伯格孩子的成长都是不那么容易的。露迪·西蒙在《你好，我是阿斯伯格女孩》一书中写道："（了解阿斯伯格）那感觉好比你近视了大半辈子，最近才第一次戴上眼镜！"

人际关系一向是阿斯伯格孩子的一大弱点。就如露迪·西蒙提到的，尽管阿斯伯格孩子热爱学习且求知欲旺盛，却不像外界所想象的那样都爱上学。校园欺凌是众多阿斯伯格孩子一生的梦魇。作者在大学里也遇到了相同的问题。回忆起大学时代，作者写道：

> 提笔写作这一章让我踌躇不已。回忆二十出头的日子对我来说很不舒服。事后进行的分析让我想明白了当时的一些事情，但这不能带走痛苦的回忆或当年难堪的局面。

作者在大学里受到了冷落和排挤，这也是很多阿斯伯格孩子所遇到的。几乎每个和我倾诉的阿斯伯格孩子都会一再提到自己被排挤和欺负的问题。就如露迪所说，不幸的是，欺凌事件在正规学校似乎无法避免，而受欺负的往往是那些与众不同、在某些方面看起来对别人构成威胁、在其他方面又处于弱势的孩子，而阿斯伯格孩子正是这样的人。年幼无知的孩子受了欺负会惊慌失措，他们眼中快乐安全的世界也会变成彻头彻尾的噩梦。对于自闭症谱系中的小孩来说，受欺负可能引发创伤后应激障碍症（Post-traumatic stress disorder, PTSD）。

作者的一次历险经历给我的印象很深。在她做大学教师的时候，一天清晨她早早来到教室，突然教室里闯入了一个流浪汉，但她因为阿斯伯格人士所独有的迟钝，既没有大声呼救也没有逃走，慢慢地，她被流浪汉步步紧逼，差点被侵犯。幸运的是，她的一个从未早到过的男学生走进教室里，并迅速勇敢地走到她身边，夹在那个人和她中间。

那个人走了后，我记得那个男学生问我好不好，是否需要什么帮助，那个人是否伤害到了我。我记得当时我仍然很平静，甚至还在想为什么他是如此担心。然后我回忆起那个人难闻的味道，还有他侵犯了我的个人空间。这时，我才意识到我应该害怕。我认识到我在识别力方面犯了一个可怕的错误。我意识到刚才我是多么幸运。

作者回忆了作为阿斯伯格父母的遭遇和挑战，阿斯伯格人士通常都有感觉敏感的问题，而事实上，几乎所有关于新手妈妈的事情都可能让作者的感觉系统失控。孩子的哭闹、粪便、奶水对任何妈妈都是不容易的，而对阿斯伯格人士更是如此。作者写道："我很担心自己对女儿们的自尊和幸福的影响。我不希望她们生活在焦虑和耻辱中。因为对她们的担心，我努力做回一个正常人，即使内心伤痕累累。"

作者是在自己的小女儿被确诊阿斯伯格综合征之后，才得到诊断的。这和托尼·阿特伍德博士关于诊断方面的观察也是一致的。许多人都是在家里孩子被诊断出孤独症或是阿斯伯格综合征之后，开始琢磨自己家族的历史，并最终得到诊断。

随着岁月的流逝，作者也变得更加坚强：

> 在我五十周岁之前一个月，我的商业伙伴因为欠我们马场的债务破产，我的女儿们都去了大学，我被医生怀疑得了结肠癌，而这些都不是最大的打击。我的父亲——我的导师和最好的朋友，不幸跌倒受伤去世。这永远改变了我的生活。

但即使遭遇了这么多打击，作者仍然顽强地振作了起来。

这本书的第二部分"我想给你的建议"，感觉特别贴心和实用。其中关于如何和以何种方式向周围的人坦白自己的情况，在大学里面如何适应环境，职业选择和如何适应职场，如何组织家庭生活等方面的建议非常具体和实用。

阅读本书的时候，回忆我和一些阿斯伯格人士的交往，感觉特别亲切。阿斯伯格综合征患者是一个比自闭症更普遍存在，而没有受到应有关注的人群。他们常用自己独特的方式和社会沟通，应该说，中国关于孤独症谱系障碍的研究起步较晚，而关于阿斯伯格综合征方面的资料也不多。这本温暖实用的书一定能使关注这一特殊群体的教师、父母和医生们对此有更深入的认识。

　　亲人、朋友和师长是人生真正的财富。感谢重庆精神卫生中心的周建初教授，周教授做了书稿的专业审校，并不厌其烦地耐心回答了我对医学方面知识的询问。感谢《你好，我是阿斯伯格女孩》作者西蒙女士、美国孤独症组织"五项目"，都通过邮件对翻译小组的工作予以鼓励。感谢"一加一"残障人文化发展中心和国家外文局翻译考评中心，大力推荐了我们翻译小组的工作。感谢我的家人一直以来对我的支持和鼓励。

朱宏璐

2016年4月